이 책은 제 할머니인 에피 젠킨스 매킨타이어(Effie Jenkins McIntyre)

에게 헌정하는 책입니다.

할머니의 유방암 투병은 어린 소년인 저에게 깊은 인상을 남겼습니다.

아버지 짐(Jim)을 추모하며

이 책을 쓰는 도중에 아버지가 갑작스럽게 돌아가셨습니다.

아버지는 제가 아는 가장 똑똑한 분 중 한 분이셨습니다.

아버지,

저에 대한 아버지의 믿음은 항상 저에게 위로와 동기를 주었습니다.

아버지 당신의 조언은 항상 현명했습니다.

비록 아버지는 이 책이 완성되는 것을 보시지 못하셨지만,

저는 아버지의 조언에 따라 책을 수정했습니다.

사랑하고 그립습니다!

"『암 면역요법 혁명』은 모든 암 환자와 그 가족에게 매우 중요하고 필수적인 책입니다. 이 책을 적극 추천하며 널리 공유해야 합니다."

제프리 톰슨 박사

신경 음향연구센터 설립자이자 다큐멘터리 '힐'에 출연

"윌리엄스 박사는 가능한 암 치료법의 최첨단을 달리고 있으며, 용기와 끈질긴 연구를 통해 혁신적인 치료법을 발견한 선구자입니다."

짐 로치, MD,

미국통합의학위원회(ABOIM),

미국통합전인치유의학위원회(ABIHM),

아마존에서 4개 부문 1위를 차지하며 호평받은 『암의 생명 전략』과

『신의 집이 부른다』의 저자

"저는 수년 동안 윌리엄스 박사와 협력할 기회와 기쁨을 누렸습니다. 그는 지식이 풍부하고 항상 암 치료의 발전을 위해 한계를 뛰어넘으려는 의지가 강합니다. 종양 내 면역 치료 분야에서 그의 업적과 끈기에 박수를 보냅니다. 윌리엄스 박사와 같은 분들 덕분에 이 치명적인 질병을 치료할 수 있는 희망이 여전히 남아 있습니다. 『암 면역요법 혁명』을 꼭 읽어보시길 권합니다."

마크 로젠버그, MD,

건강한 노화 및 통합 암 치료 연구소 설립자

THE IMMUNOTHERAPY REVOLUTION

The Best New Hope For Saving Cancer Patients' Lives

암 환자들의 생명을 구하는 최고의 새로운 희망

암 면역요법 혁명

JASON R. WILLIAMS

역자 유명길, 현승협, 서성우
소은경, 강종석, 김민정

Hansol

암 면역요법 혁명(THE IMMUNOTHERAPY REVOLUTION)

발 행 2024년 6월 25일
저 자 JASON R. WILLIAMS
역 자 유명길, 현승협, 서성우, 소은경, 강종석, 김민정
발행처 한솔의학
주 소 서울시 마포구 월드컵북로 64-1, 1층
전 화 02-3144-6788
정 가 15,000원

ISBN 979-11-89657-56-7(13510)

mdbook.co.kr

"제이슨 윌리엄스 박사의 연구는 매우 영향력 있고 환자들을 진정으로 돕고 있습니다. 암 퇴치를 위한 그의 헌신, 인내, 결단력은 진정으로 암 치료의 혁명을 이끌고 있습니다. 『암 면역요법 혁명』을 꼭 읽어보시기를 바랍니다."

잭 캔필드

뉴욕타임스 베스트셀러 『영혼을 위한 닭고기 수프』와 『집중력의 힘』의 저자

"윌리엄스 박사는 암 치료와 연구의 최첨단에 있는 전문가이자 사려 깊은 리더입니다. 과거에 그와 협력할 기회를 얻었기 때문에 그의 탁월한 능력을 잘 알고 있습니다. 『암 면역요법 혁명』은 암 환자와 그 가족에게 필독서가 될 것입니다. 강력히 추천합니다!"

조나단 스테길, MD,

통합 암 전문의,

베스트셀러 『암의 비밀』 저자, 『암의 비밀』 팟캐스트 진행자

차례

서문

저는 제이슨 윌리엄스 박사를 10년 넘게 알고 지냈으며 많은 환자를 그에게 추천해 왔습니다. 시간이 지남에 따라 그의 치료법이 발전하는 것을 지켜보았고 많은 논의를 통해 그의 연구에도 어느 정도 참여해 왔습니다.

저는 암 치료에 관심이 있는 일반인과 의사들에게 윌리엄스 박사의 획기적인 연구에 대해 알려줄『암 면역요법 혁명』의 출간을 열렬히 환영합니다.

이 책에서 윌리엄스 박사는 면역 치료와 암에 대한 풍부한 과학적 하이라이트를 제공하면서 자신의 선구적인 연구 진행 과정을 흥미진진하게 이야기합니다. 또한 관심 있는 의료 전문가들이 참고할 수 있는 주요 참고문헌도 제공합니다. 환자와 그들의 가족들에게도 이 책을 인쇄하여 의사에게 보여주면 유용할 것입니다.

저자는 의과대학 졸업 후 방사선과 임상 수련을 시작할 때부터 거의 모든 인체 조직에서 악성 종양을 제거하는 임상 경험을 통해 개발된 인터벤션 영상의학(Interventional radiology)에 대한 높은 수준의 전문성을 보유하고 있습니다. 또한 이러한 인터벤션 영상의학 전문 지식을 면역학, 종양학, 암 면역요법과 결합하고 있습니다.

인터벤션 영상의학이라는 새로운 과학 분야의 창시자 중 한 명인 윌리엄스 박사는 이 새로운 과학이 직면한 과제에 현실적인 접근 방식을 취하고 있습니다.

대부분의 암 환자는 일반적으로 외과, 내과, 방사선 등 세 가지 유형의 종양학 전문의에게 치료받습니다. 저는 내과 종양학자로서 2011년 항 CTLA-4 항체인 여보이(Yervoy)와 항PD-1 항체인 키투르다(Keytruda)와 옵디보(Opdivo)가 승인되어 현대 암 면역 치료가 성공하기 전부터 수십 년 동안 암 치료에 대한 면역 치료 접근법에 관심을 가져왔습니다.

이 책에서 윌리엄스 박사는 암 면역 치료로 인한 앱스코팔 효과(Abscopal effect, 종양의 국소 치료가 전신 반응을 유도하여 치료되지 않은 먼 곳의 종양이 축소되거나 파괴되는 현상)의 극적인 사례를 몇 가지 보여줍니다. 국소 병변의 열 절제술(Thermal ablation) 후 멀리 떨어진 전이 종양이 퇴행하는 것이 그 예입니다. 이러한 종양 앱스코팔효과(Abscopal efffect)는 윌리엄스 박사가 중재적 방사선학을 연구하던 초기에는 드물었지만, 2018년 노벨 의학상의 주제였던 정교한 항암 면역 항체를 냉동 절제술이나 열 절제술을 시행한 병변에 주입하면서 훨씬 더 자주 발생하기 시작했습니다.

이러한 면역 항체를 정맥주사(전신 치료) 대신 종양에 직접 주사(국소 치료)하면 치료반응률을 크게 높이고 부작용을 줄일 수 있는 것으로 보입니다. 또한 종양에 직접 주사할 시 매우 비싼 면역항암제를 훨씬 적은 양만 필요로 하게 됩니다.

제약 업계가 약물을 훨씬 적게 사용하는 새로운 치료법에 열광하지 않을 수도 있지만, 면역항암제를 종양에 직접 주입하는 이 새로운 접근 방식은 현재 사용되는 일반적인 면역요법의 혜택을 받는 일부 암 환자보다 훨씬 더 광범위한 암 환자에게 성공적인 치료를 제공할 수 있을 것으로 예상됩니다. 이 접근법이 성공한다면 환자, 의사, 제약 업계 모두에게 이득이 될 것입니다. 처음에는 제약 업계가 이 새로운 치료법에 대한 임상시험을 후원하는 데 관심이 없을 것 같으므로 정부와 자선 단체가 의료 관행을 변화시킬 대규모 임상시험을 후원하기를 희망합니다.

앞서 언급했듯이 윌리엄스 박사의 암 면역 치료와 같은 새로운 접근법이 직면한 또 다른 문제는 전통적인 외과, 방사선과, 종양학 전문의가 열 절제를 통해 종양 병변을 제거한 다음 면역 치료제를 병변에 직접 주입하는 데 필요한 인터벤션 영상의학 기술을 배우지 않았다는 것입니다. 또한 기존 종양 전문의는 앞서 언급한 암 면역 치료 인터벤션 방사선 기술을 보유하고 있지만 암 생물학 및 암 합병증 관리에 대한 교육을 받지 않은 인터벤션 영상의학 전문의에게 암 환자 치료를 넘기고 싶어 하지 않을 것입니다.

윌리엄스 박사는 지난 수십 년 동안 심장학 전문의와 심혈관 외과 전문의 사이에서 일어났던 유사한 상황을 자신의 암 치료에 현명하게 적용하여 발전시키고 있습니다. 1960년대 중반, 한 인터벤션 영상의학 전문의(Interventional radiologist)가 중증 관상동맥 질환 환자의 관상동맥에 최초의 스텐트를 삽입했습니다. 이 기념비적인 사건 이전에는 관상동맥 질환에 대한 주요 치료법은 관상동맥 우회술이었는데, 이는 심장혈관외과 의사들만 할 수 있는 시술이었습니다. 그러나 심장학 분야에서 막히거나 거의 막힌 관상동맥에 스텐트를 삽입하는 데 필요한 인터벤션 영상의학을 젊은 심장 전문의에게 교육하기 시작하면서 현대의 '중재시술적 심장학(Interventional cardiology)'이 탄생했고, 심장 전문의는 심각한 관상동맥 질환의 치료에서 훨씬 더 큰 역할을 할 수 있게 되었으나 여전히 특정 상황에서는 외과적 수술이 있어야 합니다.

의학, 방사선, 외과 종양학 분야에서도 비슷한 변화가 일어날 수 있습니다. 젊은 의사들이 종양을 얼리거나 가열하여 절제하는 데 필요한 치료 기술을 배우고, 절제된 종양 부위에 면역 치료제를 직접 주입하는 훈련을 받는다면 윌리엄스 박사의 접근법이 널리 수용되고 실행될 수 있는 토대가 마련될 것입니다. 물론 윌리엄스 박사의 접근법이 무작위 임상시험을 통해 현재의 면역항암제 접근법보다 우월하다는 것이 입증되어야 하겠지만, 저는 그렇게 될 것이라고 확신합니다.

윌리엄스 박사는 암 면역요법을 지원하는 천연성분의 제품과 종양학에서 일반적으로 사용되지 않는 '오프라벨'(Off-label, 허가 외 의약품) 약물의 혁신적인 사용뿐만 아니라 암에 대한 효과적인 면역 반응을 유발하고 유지하는 데 중요한 역할을 하는 식단, 생활 습관 및 스트레스 관리 영역에 대해서도 다룹니다.

나는 모든 독자가 미래에 암 치료의 표준이 될 수 있는 이 흥미진진한 이야기를 즐기고 지금 바로 적용해 보시기를 바랍니다.

드와이트 L. 맥키, 의학박사(MD),
임상전문간호사(CNS), 미국통합전체의학협회(ABIHM),
'암 치료 그 이후(After Cancer Care)'의 저자

역자 서문

아내의 암 치료를 도우며, 네이버 '암 대사치료 카페' 환우님들과 소통하면서 차곡차곡 쌓은 지식을 바탕으로 첫 번째 번역서인 네일 맥킨니 박사의『자연요법 종양학』에 이어서 카페 회원님들과 함께 번역한 두 번째 암 전문 서적인『암 면역요법 혁명』을 소개해드리게 되어 영광입니다.

암에 대한 이해와 치료 기술의 발전으로 암 환자는 다양한 치료옵션이라는 혜택을 받고 있지만, 동시에 치료 방법 선택의 어려움이라는 문제도 겪고 있습니다. 3세대 항암제로도 불리는 면역 항암제는 2015년 전직 미국 대통령 지미 카터의 흑색종을 치료하며 혜성과 같이 등장하여 지금까지 많은 암 환자의 치료 옵션으로 사용되고 있습니다. 면역항암제는 일부 환자에게 극적인 효과를 나타냄에도 불구하고 여전히 낮은 치료 성공률과 자가 면역 부작용이라는 문제점을 안고 있습니다. 그럼에도 불구하고 면역항암제가 암 환자에게 소중하고 효과적인 암 치료도구라는 것은 누구도 부정할 수 없을 것입니다. 이 소중한 도구를 더욱 효과적이고 안전하게 사용하기 위해서는 면역항암제의 작용기전, 다른 암치료 도구와의 상호작용, 효과를 증가시키는 방법, 부작용을 관리하는 방법에 대한 이해가 필요할 것입니다. 의학박사이자 종양 내 면역요법과 냉동 절제술의 권위자로서 암 정복의 최전선에서 싸우고 있는 윌리엄스 박사가 저술한『암 면역요법 혁명』은 대표적인 면역항암제의 기전, 인체의 면역체계, 면역항암제의 효과 증진을 위한 방법, 기타 표준 치료와 면역항암제의 상호작용, 면역항암제 부작용 관리뿐만 아니라 냉동절제술 및 종양 내 면역요법이라는 면역요법 분야의 신기술까지 언급하고 있습니다.

이러한 전문적 지식은 의료 전문가들에게도 분명 유용하겠지만, 윌리엄스 박사는 암 환자와 보호자가 암 치료의 주체로서 올바른 선택을 하기위해서 관련지식을 이해하고 실천해야한다고 주장합니다. 그러한 이유로 본 저서는 전문적인 지식을 포함하고 있지만 적절한 비유와 관련 자료의 출처를 제공하여 암 환자와 보호자의 학습에 용이하게 쓰여 졌습니다. 제 아내도 2019년에 자궁경부암 폐전이로 4기가 되었고, 추가적으로 PD-1 면역관문 억제제인 키트루다를 사용한 적이 있었습니다. 그 때 이 책의 도움을 많이 받아 관련 정보를 공부하고 치료에 적용할 수 있었습니다. 따라서 면역항암제를 고려하고 있거나 암 예방 및 재발을 억제하기 위해 항암 면역력을 증진시키기 원하시는 독자라면 꼭 한번쯤은 읽어 볼 것을 강력히 추천합니다.

이 쉽지 않은 번역에 참여하신 분들은 더 올바른 정보를 공유하고자 노력하는 암 환자, 보호자 그리고 의료 전문가로 구성되어 있습니다. 이 분들의 정확하고 가치 있는 정보에 대한 욕구와 열정이 없었다면 이 귀중한 책이 정식으로 출판되지 못했을 것입니다. 번역에 참여해주신 암 대사 치료 카페 회원님들을 소개합니다.

"『암 면역요법 혁명』이라는 책은 면역요법의 핵심 원리와 관련된 여러 생물학적 기전들을 알기 쉽게 설명해놓은 훌륭한 자료이며 면역항암치료의 혁명적인 발전을 다루고 있습니다. 면역항암치료에 관심을 가지고 있는 분들에게 이 책을 읽어보는 것을 추천합니다."

현승협(에디공) 교수
삼성서울병원 핵의학과

"윌리엄스 박사님의『암 면역요법 혁명』에 언급된 근거 기반의 정보가 넘쳐나는 정보 속에서 환우와 가족들의 논리적 의사결정과 문제해결에 도움이 되었으면 합니다."

서성우(일상의 회복, 보호자) 과장
동의의료원 재활치료센터 물리치료사

"성공적인 면역요법을 위한 통합 의학적 접근이 인상적인 책으로 암 치료에 있어 새로운 방향과 희망을 제시하고 있습니다."

강종석(보꾸리, 보호자) 의사
한방병원

"암 치료를 받으며 '빈대 잡으려다 초가삼간 태운다.'는 말을 실감했습니다. 제 몸이 전쟁터가 된 것 같았어요. 이 책을 통해 수술, 항암, 방사선 이외에도 몸에 덜 위해를 가하는 다른 선택지가 있다는 것이 널리 알려졌으면 좋겠습니다."

김민정(무랭, 환우)

각각 언급은 못했지만, 응원해주신 많은 '암 대사치료 카페'(https://cafe.naver.com/greeny0a9e) 회원님들에게 정말로 감사드립니다. 또한 암 환자 및 경험자에게 유용한 암 관련 서적을 출판해주신 한솔 의학 양방섭 대표님께도 감사의 인사드립니다.

안타깝지만 암은 여전히 정복되지 않았고, 암의 발병 및 사망에 생활습관이 큰 영향을 주기 때문에 암 환자 및 암 경험자는 암과 암치료에 대한 지식을 이해하고 실천할 필요가 있다고 생각합니다. 더욱이 효과적인 암 치료와 재발관리를 위해서는 의료 전문가의 도움뿐만 아니라 환자 및 보호자의 공부 및 실천 그리고 서로 도울 수 있는 암경험자 커뮤니티의 도움이 절대적이라고 생각합니다. 앞으로도 올바르고 유용한 지식전달을 통해 암치료에 주도권을 가지고 암을 극복하고자하는 노력하는 분들에게 작은 도움이라도 드리고 싶습니다. 많은 암 환자와 암경험자의 건강과 회복을 기원합니다.

유명길(좋은 습관, 보호자) 역자 대표

Introduction

들어가는 글

당신이 이 책을 선택한 이유는 본인이나 사랑하는 사람이 암에 걸렸고 면역 치료의 흥미로운 혁신에 대해 알고 싶었기 때문일 것입니다. 이 책은 면역요법이 무엇인지, 그 치료를 받는 데 필요한 요소는 무엇인지 그리고 효과적인 치료를 하기 위해 무엇을 할 수 있는지 이해하는 데 도움을 주기 위해 집필했습니다.

암은 새로운 질병이 아닙니다. 약 3,000년 전 미라의 뼈에서 화석화된 종양이 발견되기도 했습니다. 하지만 그 당시에는 암이 지금처럼 흔한 질병은 아니었습니다. 당시 사람들의 수명이 훨씬 짧았기 때문일 수도 있고, 오늘날 암의 유병률이 증가한 것은 현대 생활에서 더 쉽게 노출되는 많은 독성 물질과 식단과 관련이 있을 수도 있습니다. 실제로 전 세계 인구의 약 40%가 일생 중 어느 시점에 암 진단을 받을 것으로 추정됩니다.[1] 암은 현재 미국에서 두 번째로 큰 사망 원인이며, 매년 약 170만 건의 새로운 사례가 보고되고 있습니다. 이러한 암의 위협은 미국의 거의 모든 사람에게 어떤 식으로든 영향을 미쳤거나 곧 영향을 미치리라는 것을 의미합니다.

암 진단을 받는 것은 무척 충격적인 일입니다. 이는 암이라는 질병 자체의 특성 때문이기도 하지만, 일반적인 표준 암 치료법이 환자를 고통스럽고 쇠약하게 만들며 때로는 효과가 없기 때문이기도 합니다. 암의 일반적인 치료법은 일반적으로 종양을 자르고, 독극물을 주입하고, 태우는 것이므로 수술, 독성 항암 요법, 방사선 요법을 통해 암의 흔적조차 없애려는 지나친 노력은 질병 자체만큼이나 환자에게 치명적인 영향을 미칩니다.

하지만 최근 암 진단 및 치료 분야의 눈부신 과학적 발전으로 암을 진단하고 치료와 암세포를 완전히 제거하는 방법에 대한 놀라운 돌파구가 마련되었습니다. 가장 주목할 만한 발전 중 하나는 면역요법입니다. 면역요법은 전직 미국 대통령 지미 카터의 의료진이 암 치료에 면역요법을 사용하면서 널리 알려지게 되었습니다. 2015년 8월 카터 전 대통령이 간과 뇌에서 악성 종양이 발견되었다고 발표했을 때, 대부분의 사람은 그가 몇 달 안에 사망할 것이라고 확신했습니다. 그러나 놀랍고 혁신적인 새로운 암 치료법을 받은 후, 그는 불과 4개월 만에 몸에 암의 징후가 보이지 않는다고 발표하여 세상을 놀라게 했습니다. 그가 받은 치료는 '면역관문억제제(Immune checkpoint inhibitor)'로 분류되는 약물이었습니다. 이 약물의 성공은 면역 체계 스스로가 암을 치료할 수 있다는 것을 증명하고 있습니다. 우리의 면역 체계는 암을 이기기 위해 약간의 도움이 필요합니다. 현재 면역관문억제제의 억제 원리를 기반으로 한 면역항암제가 많이 나와 있습니다. 이 책에서는 면역항암제란 무엇이며 어떻게 하면 면역항암제로 암과의 승산을 극대화할 수 있는지를 중점적으로 다룹니다.

다음 장들에서 아래와 같은 내용을 배울 수 있습니다:

- 면역 체계를 최적화하는 방법과 왜 이 방법이 암 예방 및 치료에 최선의 방법인지
- 면역 체계가 어떻게 설계되어 있어서 암이 자라기 전에 암을 제거할 수 있는지, 그리고 어떤 요인들이 면역 체계를 약화시켜 암을 제거하는 과정을 방해하는지
- 절제요법(Ablation therapy)의 암 치료에 대한 흥미로운 가능성과 어떻게 절제 요법이 강력한 암 '백신'처럼 작용하는지
- 암 치료를 위한 요소들이 이미 우리 몸 안에 존재한다는 사실을 어떻게 종양 내 면역요법이 증명할 수 있는지
- 다른 중요한 면역요법 치료 표적과 그 치료법
- 전통적인 표준 암 치료법이 항암 면역 반응에 미치는 좋은 영향과 나쁜 영향
- 유전 및 분자 표적항암제와 면역요법의 상승효과

또한 장내 미생물(Gut flora)에 대한 정보와 좋은 장내 미생물 군집이 성공적인 면역요법의 또 다른 핵심 요소인 이유, 아스피린과 기타 오프라벨(Off-label, 허가 외 의약품) 약물의 놀라운 시너지 효과로 면역력을 더욱 높이는 방법, 면역요법에 도움이 될 수 있는 유익한 영양 및 기타 천연 보충제, 암 치료의 성패를 가를 수 있는 팁에 대한 정보도 포함했습니다.

이러한 권장 사항 중 상당수는 잘 알려지지 않았으며 대부분의 종양 전문의는 이에 대해 알려주지 못할 것입니다. 따라서 암 치료에 적

극적으로 참여해야 성공 확률을 높일 수 있습니다. 이 책의 내용은 FDA에서 승인한 전신 면역요법(면역 관문 억제제)을 받는 환자에게도 도움이 될 것입니다.

또한 면역 치료에서 가장 진보되고 성공적인 약물 전달 방법인 종양 내 면역요법(Intra tumoral immunotherapy)의 새로운 발전에 대해서도 논의할 것입니다. 이 기술은 항암제를 종양에 직접 주입하여 부작용을 줄이고 궁극적으로 치료 비용을 낮출 수 있다는 큰 장점이 있습니다. 가장 중요한 것은 독특한 면역 치료 약물 조합을 정맥주사나 경구 투여를 통해 종양에 직접 주사함으로써 훨씬 더 나은 치료 결과를 얻을 수 있다는 것입니다.

이 책에서 종양 내 면역 치료와 관련하여 레비 박사(Dr. Levy)가 스탠퍼드 암 백신 연구에서 발표한 면역관문 활성화제(OX40)와 톨유사수용체(TLR) 작용제의 조합에 대해 배울 것입니다. 이 연구에서 이 조합을 투여한 모든 쥐가 완치된 것으로 보고되어 암 치료제로서 큰 화제가 된 바 있습니다.

여러분이 무엇을 생각하고 있는지 짐작할 수 있습니다. "쥐에 대한 치료법은 많이 들었지만, 사람의 암은 언제쯤 완전히 치료할 수 있을까요?" 물론 실험실에서 쥐에게 효과가 있다고 해서 사람에게도 반드시 적용되지는 않습니다. 사람을 치료하는 것은 더 복잡하다는 것을 잘 알고 있습니다. 하지만 이번 연구는 특정 난치성 암을 치료했기 때문에 일반적인 마우스 연구보다 더 희망적이라 생각하기 때문에 이미 사람에게도 동일한 연구 프로토콜을 진행하고 있습니다. 제 환자들의 치료 결과는 전반적으로 긍정적이었지만, 쥐 연구에서 보여준 것만큼 좋은 결과를 기대하지는 않습니다. 하지만 이 치료법이 절반만 효과가 있더라도 지금까지 발견된 암 치료법 중 최고가 될 것입니다.

장내 미생물에 대한 장에서는 면역 치료에 필수적인 박테리아에 대해 논의하고 대부분의 일반적인 프로바이오틱스 제품에는 이러한 박테리아가 포함되어 있지 않거나 효과가 있을 만큼 충분하지 않을 수 있음을 알려줄 것입니다.

아스피린에 대한 장에서는 간단한 아스피린 요법으로 면역요법의 효과를 향상시킬 수 있는 방법을 설명합니다. 또한 당뇨병 처방약이 동물에서 면역요법의 효과를 어떻게 증가시켰는지, 그리고 이것이 인간에게도 동일하게 적용될 수 있는지에 대해서도 설명합니다.

또한 영상 유도 고주파 절제술, 마이크로파 절제술, 냉동 절제술(Cryoablation)과 같은 치료에 면역요법을 추가하여 효과적인 종양 백신(절제 치료로 사멸된 암세포가 체내에서 백신처럼 작용하여 면역 반응을 유발하는 것을 의미)을 만드는 방법과 이러한 치료법을 단독으로 사용하지 않고 함께 사용하면 암 치료 결과를 크게 향상시킬 수 있는 방법에 대해서도 논의할 것입니다.

이 책을 집필하면서 저의 목표는 여러분이 암 치료에 적극적으로 참여할 수 있도록 명확하고 간결한 정보를 제공하는 것입니다. 제 목표는 암 환자와 그 가족들이 암 치료 결과를 크게 개선하기 위해 표준 치료에 무엇을 추가할 수 있는지 알게 하는 것입니다. 이 책이 보다 효과적인 암 치료 방법을 찾는 데 도움이 되고, 나아가 완치까지 이어질 수 있기를 바랍니다. 새로운 암 치료법을 발견한 지금, 우리는 이 치명적인 질병을 없애기에는 아직 멀었지만, 그 끝의 시작에 와 있으며, 그 끝은 이 책을 손에 쥐는 것에서부터 시작될 것입니다.

CHAPTER 01

My Search For A Better Way To Treat Cancer

더 나은 암 치료법을 찾기 위한 나의 여정

저는 어렸을 때부터 사람들이 암을 극복할 수 있도록 돕는 최고의 해결책을 찾는 데 열정을 쏟았습니다. 이러한 열정에 불을 지핀 한 사람이 있었으니 바로 제가 가장 사랑했던 할머니였습니다. 할머니의 암 진단은 제가 종양학 분야에서 경력을 쌓도록 이끌었고, 저는 암 치료에서 '최소 침습 영상 유도 기술'을 사용하는 선도적 의사 중 한 명이 되었습니다. 이 책에서는 이 기술을 사용하여 면역 치료제를 종양에 직접 전달함으로써 면역 치료의 효과를 극대화하는 방법을 설명합니다.

제가 10살 때 할머니가 유방암 진단을 받으셨습니다. 할머니와 가까웠던 저는 그 소식에 큰 충격을 받았고, 할머니의 진단 이후 더욱 가까워져 일주일에 몇 번씩 할머니를 찾아뵙곤 했습니다. 할머니는 제가 다녔던 고등학교의 식당에서 일하셨고 요리를 아주 잘하셨기 때문에 평소 음식과 만드는 방법에 대해 오랫동안 이야기를 나눴고, 그 이야기를 통해 요리에 관한 관심뿐만 아니라 과학에 대한 사랑도 싹트게 되었습니다. 할머니는 항상 새로운 아이디어를 내셨고 완벽한 로스트 치킨, 완벽한 파이 크러스트, 딱딱한 머랭을 만들 때 어떤 과학적 원리가 작용하는지 알려주셨습니다. 하지만 제가 가장 기억에 남는 것은 어느 일요일에 어머니가 만들어 주신 최고의 소스를 곁들인 스파게티와 커다란 미트볼입니다. 지금까지도 그 음식이 그립습니다.

암 진단을 받은 후 2년에 걸쳐 할머니의 병세가 악화하였고, 제가 열두 살 때 돌아가셨습니다. 할머니의 죽음과 함께 저는 할머니의 맛있는 음식과 유쾌한 대화를 영원히 잃었습니다. 하지만 그 시절의 경험은 암이라는 질병과 환자 관리 방법에 대한 통찰력을 얻는 데 도움이 되었고, 이는 오늘날 암을 치료하는 의사로서 저에게 큰 도움이 되고 있습니다. 할머니가 항암치료, 수술, 방사선 치료를 견디며 생의 마지막 몇 년을 힘겹게 버티는 모습을 지켜본 후, 저는 이 끔찍한 질병을 치료할 수 있는 더 나은 방법이 있어야 한다는 것을 알았습니다. 신체 일부를 잘라내고, 독소를 주입하고, 병변을 태우는 것보다 더 효과적이고 덜 고통스러운 암 치료법이 어딘가에 있을 텐데, 우리가 코앞에 있는 중요한 것을 놓치고 있는 것 같았습니다. 어렸을 때부터 저는 암 환자들이 당시의 표준 치료법보다 더 나은 치료를 받아야 한다는 것을 알았기에 그것을 찾기 위해 최선을 다해야겠다고 다짐했습니다.

화학을 전공하며 대학 생활을 시작한 저는 툴레인대학교, 루이지애나 주립대학교, 뉴올리언스의 옥스너 병원이 공동으로 진행하는 암 치료에 유전자 치료를 사용하는 여름 연구 프로그램에 참여할 기회가 생기면서 유전자 치료에 관심을 갖게 되었습니다. 유전자 치료 분야에서 가장 재능 있는 과학자들의 지도 아래 일하면서 저는 암의 1차 치료로서 유전자 치료의 미래에 대해 열정을 가지게 되었습니다. 유전자 치료는 암 치료에 대한 접근 방식을 극적으로 변화시킬 수 있는 거의 무한한 잠재력을 가지고 있었지만, 두 가지가 눈에 띄었습니다. 첫째, 유전자 치료는 암에 대한 면역 반응을 강화하는 데 상당한 잠재력을 가지고 있었습니다. 하지만 아직 더 많은 연구가 필요했습니다. 둘째, 유전자 치료가 효과를 발휘하려면 약물을 종양 자체에 직접 전달해야 한다는 사실을 깨달았습니다. 이 두 가지 아이디어를 염두에 두고 그해 가을에 학교로 돌아와 의대 지원을 준비했습니다.

1996년 루이지애나 주립대학교 의과대학에 입학했을 때 저는 종양학자가 되기로 결심했지만, 1학년이 끝날 무렵 제 계획을 바꿀 수 있는 '인터벤션 영상의학'이라는 과목을 수강하게 되었습니다. 이 과목은 의사가 다양한 질환을 치료할 때 CT 스캔, 초음파, 엑스레이를 최소한의 침습적 방법으로 사용하는 방법에 관한 것이었습니다. 이 강의를 듣고 영상유도하 시술(image-guided procedure)에 관심을 갖게 되었습니다. 이 강의를 듣기 전까지 영상의학과 전문의는 진단만 하고 환자 치료는 하지 않는다고 생각했습니다. 당시 인터벤션 영상의학은 비교적 잘 알려지지 않았지만 빠르게 성장하는 분야였습니다. 주로 암 진단에 사용되는 영상 기술은 의사가 환자의 몸을 절개하지 않고도 바늘이나 카테터가 장기나 동맥에 도달하도록 정확하게 안내할 수 있도록 도와줍니다. 인터벤션 영상의학을 통해 의사는 말 그대로 환자의 신체 내부를 볼 수 있으므로 환자의 손상을 최소화하면서 병변에 생명을 구할 수 있는 기술과 약물을 전달할 수 있습니다.

강의를 맡은 의사는 인터벤션 영상의학이 임상 및 수술 상황에서 사용되는 다양한 방법을 설명했고, 강의 중간에는 수술 없이 환자 몸의 거의 모든 곳에서 암 생체 조직 검사를 할 수 있는 영상 유도하 조직 검사(image-guided biopsies)를 시연하기도 했습니다. 그 순간 몇 년 전 여름 연구 프로그램에 참여했던 유전자 치료에 대한 기억이 떠올랐고, 암 치료의 미래는 경구 또는 정맥으로 약물을 투여하는 것에 국한되지 않을 것이라는 생각이 들었습니다. 암 치료의 미래는 수술이 아닌 영상을 통해 약물과 기타 항암 기술을 종양에 직접 주입하는 데 초점을 맞춘 치료가 될 것입니다.

영상의학 연구실에서 가능한 한 많은 시간을 보내며 기술이 빠르게 변화하면서 빠르게 성장하고 있는 영상의학 분야의 최신 자료를 습득했습니다. 인터벤션 영상의학에 관한 모든 정보를 최대한 빨리 습득하고, 관련 강의에 빠짐없이 참석했으며, 가능한 모든 교수님들과 관심사에 대해 토론했습니다. 그러던 어느 날, 한 교수님이 영상 유도 종양 절제술을 연구하던 전 영상의학과 레지던트에게 연락해 보라고 제안했습니다.

절제(Ablation)라는 용어는 정확하게는 무언가를 파괴하는 것으로 정의됩니다. 이 용어는 인체 내에서 냉동 또는 열에 의한 조직 파괴를 설명하는 데 광범위하게 사용됩니다. 제가 소개받은 전직 레지던트이자 현재 교수인 방사선 전문의는 영상을 이용해 종양에 바늘을 삽입한 다음 종양을 직접 냉동(냉동 절제)하거나 고주파(Radio frequency)를 이용해 가열하여 죽이는 방법을 연구하고 있었습니다.

영상 유도 종양 절제술은 저의 모든 의학 수련 과정 중 가장 흥미로운 주제였습니다. 당시 저는 할머니가 유방 절제술로 인해 신체가 변형되는 고통과 심신을 쇠약하게 만드는 화학요법 약물, 탈모와 신체 기능 저하와 같은 부작용에서 벗어나는 모습을 상상했습니다. 덜 침습적이고 더 정확한 유방 종양 치료법이 있었다면 할머니는 비록 완치되지는 못했더라도 남은 여생을 훨씬 덜 고통스럽게 보낼 수 있었을 것입니다.

저는 미시시피 대학에서 강의와 실습을 하고 있던 의사에게 그의 놀라운 치료법을 최대한 많이 배우고 실습할 수 있는 여름 연수 프로그램을 요청했습니다. 그해 여름은 제게 눈을 뜨게 하는 경험이었으며, 면역 치료와 냉동 절제술이 제가 앞으로 할 일이 될 것이라고 결심했습니다. 의대를 졸업하고 사우스 앨라배마 대학교의 방사선과 레지던트에 지원하여 인터벤션 영상의학과 교수님과 열정적으로 연구했습니다. 저는 암 치료를 위한 종양 절제술에 인터벤션 영상의학 기술을 적용하고 싶다고 설명했고, 교수님은 준비가 되면 합류해도 좋다고 말씀하셨습니다. 저는 필요한 장비를 구하기 위해 의료 기기 회사에 연락을 취하고 관련 기사를 쓰기 시작했습니다. 관련 웹사이트를 개설했고 곧 환자가 모여들기 시작했습니다. 언론에도 연락을 취했고 곧 감당할 수 없을 만큼 많은 환자가 몰려들었습니다. 이런 일련의 과정을 통해 인터벤션 종양학(Interventional Oncology, 중재적 종양학)이라는 전문 의료 분야가 탄생하게 되었습니다.

모집된 환자 중 한 명은 유방암 치료를 받던 동료의 어머니였는데, 암이 폐로 전이된 상태였습니다. 검사 결과 양쪽 폐에 각각 2개씩 총 4개의 병변이 있었습니다. 당시에는 병변이 국소적으로 국한된 경우에만 절제술을 고려했는데, 이는 치료가 가장 잘 되는 시기에 해당하는 경우에만 시행되었기 때문입니다. 그러나 암이 폐로 전이된 상태에서 동료는 어머니가 곧 돌아가실 것이 분명하니 절제술을 시도해 보라고 간곡히 부탁했고, 결국 우리는 절제술을 시도하기로 했습니다.

양쪽 폐를 동시에 치료하면 위험이 커질 수 있다고 판단하여 시술을 두 차례로 나누었습니다. 한쪽 폐를 먼저 치료하고 몇 주 후에 다른 쪽 폐를 치료하면 환자가 합병증을 피할 가능성이 더 커질 것이라고 생각했습니다. 따라서 우리는 컴퓨터 단층 촬영(CT 스캔)을 사용하여 첫 번째 시술을 진행했습니다. 신체 기관을 잘라낸 것처럼 상세한 이미지로 볼 수 있는 컴퓨터 단층 촬영술을 사용하여 바늘을 종양에 정확히 유도한 후, 고주파 절제로 종양을 가열하고 파괴했습니다. 시술은 성공적이었고 종양은 모두 완전히 제거되었습니다.

몇 주 후, 환자는 두 번째 시술을 위해 다시 병원을 찾아왔습니다. 우리는 환자의 수술을 준비하고 종양의 위치를 파악하기 위해 CT 스캔을 실시했습니다. 놀랍게도 다른 쪽 폐에 있던 종양 두 개가 사라져 있었습니다! 그동안 환자는 화학요법이나 다른 어떤 치료도 받지 않았습니다. 그 순간 저는 절제술이 환자의 면역 체계를 자극하여 백신처럼 작용한다는 사실을 깨달았습니다. 백신은 약해진 병원체를 체내에 주입하여 면역 체계를 자극하여 병원체를 공격할 수 있는 항체를 생성하도록 유도합니다. 아마도 절제술로 처음 두 개의 종양을 제거하면서 다른 종양을 공격할 수 있는 면역 반응을 자극했을 것입니다.

그 이후 우리는 절제술을 통해 환자들의 암을 치료했고, 놀랍고 흥미로운 과학적 발견을 접했습니다. 아직 갈 길이 멀지만, 이러한 성공적인 결과가 예외가 아닌 일반적인 치료법으로 만들기 위한 17년 여정의 시작이었습니다.

당시에는 절제가 어떻게 항암 면역 반응을 자극하는지에 대한 데이터가 많지 않았습니다. 하지만 절제술이 면역 반응을 자극하여 남아있는 종양이 사라지는 사례를 본 적이 있었기 때문에 이 과정을 더 잘 이해하면 동일한 항암 면역 반응을 유발할 수 있을 것이라고 확신했습니다. 저는 절제술과 종양에 대해 연구를 하기 시작했고, 조잡한 절제술(액체질소를 종양에 직접 주입)을 사용하여 항암 면역 반응을 일으켜 종양을 완전히 완치시킨 1960년대의 문헌을 발견했습니다. 암 치료를 위한 절제술의 잠재력은 분명해 보였습니다. 절제된 종양 병변에 주입할 적절한 약물 또는 약물 조합만 있으면 되었습니다.

하지만 면역 치료와 절제술에 대한 연구를 계속하면서 성공의 길이 때로는 실패의 길로 바뀔 수 있다는 것을 깨달았습니다. 보험사에서는 절제술을 암의 표준 치료법으로 인정하지 않았고, 대학에서도 연구성과가 보장되지 않자 지원을 중단했습니다. 다행히도 학과장과 전공의 과정 책임자가 제 연구의 중요성을 인식하고 연구를 계속할 수 있도록 지원해 주었습니다. 대학 외부의 시설을 이용하기로 결정한 후 레지던트 과정을 잠시 휴학하고 시술에 집중할 수 있도록 허락해 주었습니다. 또한 레지던트 프로그램을 이수할 수 있는 2년의 시간을 주셨고, 저는 이를 수락하여 이후 2년 동안 전제술에만 집중할 수 있었습니다.

그동안 저는 진행성 암 환자가 절제 치료를 받은 후 완전 관해에 이른 사례를 목격했습니다. 여기에는 직접 절제하지 않은 전이성 종양이 사라진 경우도 포함됩니다. 또한 절제 후 생존하지 못했던 진행성 암 환자들이 기대 이상으로 호전되어 더 오래 사는 경우도 보았습니다. 저는 이러한 절제술의 긍정적인 결과가 면역 반응과 관련이 있다는 확신을 갖게 되었습니다.

2005년경, 저는 종양에 직접 주사하여 보다 긍정적인 항암 면역 반응을 유도하고 궁극적으로 완치를 유도할 수 있는 물질을 찾기 시작했습니다. 그 당시 사용할 수 있는 면역 치료제는 인터루킨 2(IL-2)와 인터페론(IFN)이 전부였습니다. 이 무렵 저는 네덜란드의 마르틴 덴 브록(Martijn Den Brok)이라는 연구자가 같은 연구를 하고 있다는 사실을 알게 되었습니다. 그는 절제가 항암 면역 반응을 유발한다는 여러 동물 연구를 발표했습니다. 덴 브록은 CTLA-4에도 관심이 있었습니다. T세포에서 발현되는 CTLA-4는 면역 반응을 억제하고 암 발생에 중요한 역할을 하는 단백질 수용체입니다.[2] 당시 덴 브록은 실험적인 면역 관문 억제제인 항-CTLA-4 항체를 연구하고 있었습니다. 현재 항-CTLA-4 약물은 이필리무맙(Ipilimumab, 제품명: 여보이)으로 알려져 있으며 2011년에 미국 식품의약국(FDA)의 승인을 받았습니다. 이 약물의 개발은 면역 치료 분야를 발전시키는 데 도움이 되었지만, 몇 년 후 승인된 키트루다(Keytruda)와 옵디보(Opdivo)와 같은 더 인기 있는 PD-1 억제제에 의해 크게 가려졌습니다. 물론 그렇다고 해서 CTLA-4 억제제의 가치가 떨어지는 것은 아닙니다. 사실, 적절한 상황에서는 이러한 면역항암제가 훨씬 더 중요할 수도 있습니다.

덴 브록은 백신 보조제인 Matrix-M™ 또는 사포닌이 절제술의 항암 면역 반응을 어떻게 향상시키는지를 쥐 실험을 통해 보여주었습니다. 이 중요한 발견은 암과 면역 반응 사이의 관계를 탐구하는 데 관심을 촉발시켰습니다. 매트릭스-M을 이용한 연구를 진행하기 위해 제조업체에 약물을 요청했습니다. 이 약물은 아직 FDA 승인을 받지 못했지만, 백신 보조제로서 많은 연구가 진행되어 승인이 임박했고, 저희는 연구에 사용할 수 있는 허가를 받았습니다. 매트릭스-M과 절제술을 결합하는 기술은 인간에게 시도된 적이 없기 때문에 우리가 치료할 환자들은 이 결합 시술을 받는 최초의 환자가 되게 될 것입니다.

세 명의 환자를 시작으로 절제술과 매트릭스-M의 종양 직접 주입을 병행했습니다. 첫 번째 환자 MC(환자 개인정보 보호를 위해 이름

공개 보류)는 비소세포폐암 환자였습니다. 여러 차례의 절제술과 매트릭스-M 병용 치료 후 종양이 사라졌습니다. 이 글을 쓰는 현재, 그녀는 8년이 지난 지금까지도 암이 재발하지 않고 건강하게 살아가고 있습니다.

두 번째 환자 SM은 치료가 더 어려운 케이스였습니다. 그는 80세의 신장암 4기 환자로, 폐와 신장에 수많은 종양이 있었고, 원래 암이 있던 신장은 제거했지만, 당시 신장암에 대한 모든 최신 치료법이 실패한 상태였습니다. 고령의 나이와 여러 가지 건강 문제 때문에 저희는 원하는 만큼 공격적인 절제술을 할 수 없었습니다. 그래서 우리는 병변 하나만 냉동 절제술을 시행하고 매트릭스-M을 종양에 주입했습니다. 그 후 몇 달 동안 놀랍게도 그의 많은 종양 중 하나를 제외한 모든 종양이 사라졌습니다. 마지막 남은 종양은 6년 후 그가 사망할 때까지 약 1센티미터의 크기를 유지했습니다. 그의 사인은 암이 아니라 낙상으로 인한 다리 부상으로 인한 감염이었으며, 81세에 6개월 미만의 시한부 선고를 받은 그는 절제술과 매트릭스-M 주입 후 87세까지 생존하여 암 환자들에게 흔히 나타나는 길고 고통스러운 죽음을 피할 수 있었습니다.

그해에 저희와 함께한 세 번째 환자 GM은 32세의 대장암 4기 환자로, 종양이 이미 몸 전체, 특히 폐와 간 대부분에 퍼져 있었습니다. 그는 절제술과 매트릭스-M 치료를 받았고 초기에는 좋은 결과를 얻었지만, 암이 재발했습니다. 그는 예상보다는 몇 년 더 살았지만 35세의 나이에 사망했습니다,

이 세 가지 연구사례는 우리가 올바른 길을 가고 있다는 것을 보여줬고, 이 분야에 대한 탐구를 계속할 수 있도록 용기를 주었습니다. 힘

든 시기도 있었고 많은 장애물과 싸우면서 낙담하기도 했지만 포기할 수는 없었습니다. 개원을 하면서 바쁘게 지내다 보니 절제술에 투자할 시간은 줄어들었지만, 대신 연구에 더 많은 자금을 투자할 수 있었습니다.

그 후 몇 년 동안 다양한 약물과 약물 조합을 탐색했지만, 절제술과 면역요법을 통한 암 치료의 길은 더 쉬워지지 않았습니다. 저는 이 탐구에 평생을 바쳤고, 이를 위해 제 개인적인 삶과 가족들의 삶이 희생되었습니다. 아버지는 제가 평범한 의사가 되기를 바라셨고, 위대한 발견을 한 과학자들처럼 비극적인 결말로 생을 마감하는 것을 원치 않으셨습니다. 아버지는 역사상 가장 위대한 과학자 중 한 명인 니콜라 테슬라의 이야기를 들려주시며 테슬라가 과학에 기여했음에도 불구하고 생전에 자신의 업적을 인정받지 못한 채 슬픈 삶을 살았다고 말씀하셨습니다. 하지만 저는 열정이 넘치고 거침이 없었기 때문에 대부분의 아들이 그러하듯 아버지의 조언에 귀 기울이지 않고 일반의가 되지는 않았습니다. 대신 면역 치료와 암에 대한 연구를 계속하고 가능한 모든 방법으로 환자들이 암을 이겨낼 수 있도록 도왔습니다. 지금은 저의 끈기와 연구가 결실을 맺어 기쁘고 감사하게 생각합니다.

진료를 시작한 이래로 저는 수천 명의 진행성 암 환자를 치료해 왔으며, 수많은 환자의 완전 치유와 완치를 포함하여 매우 놀라운 결과를 얻었습니다. 말로 표현할 수 없을 만큼 많은 어려움이 있었지만 그만한 가치가 있었으며, 제가 전문으로 하는 이 치료법이 곧 암 치료의 표준이 될 것이라고 믿습니다.

다음 글에서 면역요법이 암 치료의 주류로 빠르게 자리 잡고 있음을 확인할 수 있습니다. 지미 카터 전 미국 대통령의 놀라운 회복 덕분에 면역요법은 냉동 절제술과 함께 사용하거나 종양에 직접 주사하여 더 나은 결과를 기대할 수 있습니다. 그 이유를 알아보려면 계속 읽어보십시오.

다음 페이지에서는 먼저 면역 치료의 기본 원리를 설명하여 면역 치료가 무엇인지, 어떻게 작동하는지, 그리고 면역 치료가 여러분에게 어떤 의미가 있는지 이해하는 데 도움을 드리고자 합니다. 읽다 보면 의학 및 과학 용어가 혼란스러울 수 있습니다. 그런 일이 발생하더라도 절망하지 않으셔도 됩니다. 암 치료를 개선할 수 있는 중요한 측면을 강조하면서 각 용어를 가능한 한 자세하게 설명하려고 노력했습니다. 이 책이 과학 연구서가 아니라 환자를 위한 안내서가 되기를 바랐고, 환자 스스로 추가 연구를 할 수 있는 정보도 포함했습니다. 저는 환자들이 암 치료를 위해 스스로 탐구할 것을 강력히 권장합니다. 본인보다 더 많은 위험을 감수할 수 있는 사람은 없습니다. 주변에서 치료를 권유하는 사람이 있다면 조치를 취하기 전에 의사와 상의해야 합니다. 하지만 최종 결정은 본인이 내려야 합니다. 다음 장에서는 정보에 입각한 결정을 내리는 데 도움이 되는 모든 것을 알아보겠습니다.

CHAPTER 02

What You Need to Know to Get Started: The Basics of Cancer Immunotherapy

시작 전 알아야 할 기본사항: 암 면역요법의 기초

최근까지 수술로 암을 절제하거나 독성 항암제를 투여하거나 방사선으로 태우는 치료법이 암을 치료할 수 있는 유일한 방법이었습니다. 그러나 지난 몇 년 동안 암 치료의 패러다임이 독성 약품으로 암세포를 죽이는 것에서 인체 고유의 면역 체계를 활용하여 암세포를 공격하는 새로운 치료법으로 바뀌고 있습니다.

사실 면역 체계를 활용하여 암을 치료하는 것은 새로운 개념이 아닙니다. 19세기 후반 윌리엄 콜리(William Coley) 박사가 암 수술 후 박테리아 감염이 발생한 환자가 그렇지 않은 환자보다 더 잘 회복된다는 사실을 관찰하면서 시작되었습니다. 감염된 상처가 면역 체계를 활성화한다는 가정을 세운 콜리 박사는 의도적으로 환자에게 박테리아를 감염시켜 이 치료 개념을 연구했습니다. 항생제가 아직 개발되지 않았기 때문에 감염을 암 치료에 사용하는 것은 몇 가지 문제를 야기했지만 놀라운 성공을 거두기도 했습니다. 그러나 그의 연구 결과는 곧 방사선 치료와 화학 치료의 발전으로 가려졌습니다. 현실 세계에서는 최고가 항상 승리하는 것은 아닙니다. VHS와 베타맥스 간의 비디오 포맷 전쟁을 예로 들어 보겠습니다. DVD가 등장하기 전에는 베타맥스 비디오 포맷이 화질과 음질 면에서 월등히 뛰어났음에도 불구하고 VHS가 비디오 시장을 지배했습니다.

콜리 박사는 처음에는 방사선으로 종양을 태우는 것에 대해 낙관적으로 생각했지만, 결국 초기 단계인 X-선 기술은 암 치료에 적합하지 않다는 결론을 내렸습니다. 그래서 다른 암 연구자들이 방사선 치료를 계속 연구하는 동안 콜리 박사는 면역 체계가 암에 미치는 영향에 대해 계속 연구했습니다. 그 사이 화학요법은 전반적으로 낮은 성공률에도 불구하고 암의 표준 치료법이 되었습니다. 그의 연구는 생전에 거의 인정받지 못했지만, 오늘날 면역 치료 분야는 그의 공헌으로 인해 의학계에서 빠르게 성장하고 있으며, 그를 '면역 치료의 아버지'로 부르고 있습니다.

1936년 콜리 박사가 사망한 후 반세기 동안 방사선 요법, 화학요법, 수술이 표준 암 치료법으로 자리 잡았고, 면역요법에 대한 과학적 연구는 뒷전으로 밀려났습니다. 그러나 1980년대에 들어서면서 과학자들은 암세포의 면역 반응을 암 치료에 사용한다는 아이디어를 다시 검토하기 시작했습니다. 면역 체계에 대한 과학적 이해는 콜리 박사 시대보다 훨씬 더 향상되었지만, 면역 체계를 자극하여 암을 공격하는 데 사용되는 모든 기술이 암을 파괴할 만큼 강력한 항암 면역 반응을 생성하는 데 실패했기 때문에 암 치료 연구 결과는 실망스러웠습니다. 암은 신체의 건강한 세포 사이에서 성장하고 면역 체계를 속여서 정상 세포로 인식하도록 할 수 있습니다. 더 큰 문제는 암이 면역 체계를 속여서 암을 공격하려는 다른 면역 세포를 죽이게 만들 수 있다는 것입니다. 이러한 사실은 다음과 같은 중요한 개념을 이해하는 데 중요합니다. 면역 체계에는 면역 체계가 조직 구성 요소를 공격하는 '자가면역'으로부터 신체를 보호하는 역할을 하는 '조절 세포'라고 하는 면역 세포가 있습니다. 그러나 이러한 조절 세포는 암세포에 의해 탈취되어 암세포의 보디가드가 될 수 있습니다. 이 경우 조절 세포는 항암 면역 반응을 억제하는 데 가장 치명적인 방해물이 됩니다. 실제로 성공적인 면역 치료제의 주요 특징 중 하나는 암과 관련된 조절 면역 세포를 차단하거나 파괴한다는 것입니다.

아무리 면역 체계가 강하더라도 암은 점점 더 지능적으로 대항하고 있습니다. 면역 체계가 암을 인식하지 못하는 것뿐만 아니라 암은 면역 체계를 교묘히 회피하는 능력이 있어 효과적인 치료가 더 어려워지고 있습니다.

간단하게 설명하자면, 면역 체계에는 두 가지 주요 면역 기능이 있다고 생각할 수 있습니다. 하나는 외부의 유해 물질을 공격하는 것이고, 다른 하나는 정상세포를 외부 침입자로 오인하여 공격하는 과도한 면역 반응인 자가면역을 방지하는 것입니다. 이러한 사실은 매우 중요하므로 다른 비유를 통해 다시 한번 강조하겠습니다. 우리 몸에는 정상세포를 잘못 공격하는 것을 방지하는 조절 면역 체계라는 면역 체계의 일부가 있습니다. 조절 면역 체계는 정상세포에 대한 잘못된 공격을 억제하는 '브레이크'라고 볼 수 있습니다. 반면에 실제 공격하는 면역 체계는 가속페달로 생각할 수 있습니다. 그러나 가속페달을 아무리 세게 밟아도 브레이크가 완벽하게 작동하면 앞으로 나아갈 수 없습니다. 안타깝게도 종양이 있으면 조절 면역 체계는 정상세포로 변장한 암세포를 인식하지 못하고 암세포를 보호하는 역할을 합니다.

암 치료에서 이러한 면역학적 난제에도 불구하고, 신체 자체의 면역 체계가 암을 인식하고 파괴하도록 가르치는 접근 방식은 암 환자의 치유 가능성을 높이는 가장 좋은 방법인 것으로 보입니다. 면역 체계는 암을 발견하고 죽이는 데 필수적인 지능과 기억력을 가지고 있습니다. 면역 반응이 좋다는 것은 면역 체계가 암 항원이라고 불리는 암 표면에 있는 많은 표적을 인식하고 암이 숨기 어렵게 만든다는 것을 말합니다. 그러나 일부 면역 백신과 초기 버전의 키메라 항원 수용체 T 세포(CAR-T)는 일반적으로 치료를 위해 단일 암 항원을 표적으로 삼기 때문에 이러한 1차원적 접근 방식은 면역요법의 약점입니다. 이 책의 뒷부분에서 살펴보겠지만, 종양에 직접 면역 치료제를 주입하는 종양 내 면역 치료는 이러한 일차원적 접근법에 대한 좋은 해결책이 될 수 있습니다.

면역 반응의 복잡한 과정을 고려할 때, 암 치료를 위해 무분별하게 면역 체계를 강화하는 것이 항상 좋은 생각은 아닐 수 있습니다. 왜냐하면 면역 체계를 강화하면 자가면역을 방어하는 조절 면역 체계가 강화되어 암세포를 공격하는 면역 체계로부터 암세포를 보호할 수 있기 때문입니다.

반면에, 화학요법은 면역 체계를 약화시키는 것으로 잘 알려져 있으며, 이는 화학요법의 부작용으로 여겨집니다. 그러나 특정 화학요법제는 조절 면역 체계를 약화시켜 암세포에 대한 항암 면역 반응을 강화할 수 있습니다. 실제로 암 치료에는 조절 면역 체계를 감소시키는 약물이 자주 사용되며, 특정 화학요법제는 더 효과적인 것으로 보입니다. 저용량 사이클로포스파미드가 그중 하나입니다. '저용량'이라는 단어가 중요한 이유는 일반적으로 고용량 '화학 요법'으로 사용될 때와 같은 일반적인 부작용이 없기 때문입니다. 저용량 사이클로포스파미드 화학요법을 사용하는 대부분의 환자는 표준 화학요법과 같은 부작용을 경험하지 않기 때문입니다.

이러한 사실들이 매우 혼란스럽습니까? 아마도 면역 체계의 복잡성 때문에 암과 암 치료에 대한 면역요법 접근 방식이 혼란스러울 수 있습니다. 그러나 간단히 말해서 면역 체계는 외부 물질을 공격하는 효과 반응(Effector response)을 일으키고, 면역 체계의 조절 부분은 면역 체계가 신체의 정상 조직을 공격하지 못하도록 막는다는 것입니다. 암세포는 자연스럽게 우리 몸의 정상세포로 위장하기 때문에 조절 면역 체계는 이 위장술에 속아 암을 보호합니다. 즉, 암에 의해 악용되는 조절 면역 세포는 종종 암의 성장을 촉진하고 암세포를 공격하는 효과 면역 세포(Effector immune cells)를 억제할 수 있습니다. 일반적으로 암세포는 조절 면역 세포의 도움 없이는 생존하거나 증식할 수 없습니다. 이러한 조절 면역 세포는 암세포와 공범자가 됩니다. "그런 친구가 있다면 적이 뭐가 필요하겠어"라는 말이 여기에 적용됩니다.

성공적인 면역요법을 위해서는 조절 면역 체계를 강화하지 않으면서 동시에 나머지 면역 체계를 강화해야 합니다. 최근까지만 해도 이 문제는 거의 불가능할 것 같았습니다.

1990년대 중반, 텍사스대학교 MD 앤더슨 암센터의 면역학과장인 제임스 앨리슨 박사(Dr. James Allison)는 면역 체계에 '브레이크'를 걸 수 있는 몇 가지 핵심 메커니즘을 발견했습니다. 앨리슨 박사는 면역 반응의 핵심인 T세포 연구의 선구자입니다. T세포에는 외부 침입자를 공격하는 면역 체계의 병사인 살상 T세포(Killer T cell)와 면역 체계 내의 다른 면역 세포가 제 역할을 할 수 있도록 조직하고 돕는 보조 T세포(Helper T cell)의 두 가지 유형이 있습니다.

이러한 T 세포는 다른 면역 세포와 마찬가지로 상호 작용하여 면역 체계가 면역 물질(외래물질 또는 외래물질로 인식되는 물질을 의미함)이 아군인지 적군인지 판단할 수 있도록 하는 조절 T 세포(Regulatory T Cell)를 활성화할 수 있습니다. 조절 T 세포가 면역 물질이 이물질이고 위험하다고 판단하면 공격적인 면역 반응을 유발하는 신호를 생성합니다. 반면에 면역 체계가 표적을 '친구'로 인식하면 조절 T 세포는 공격적인 면역 체계를 정지시킵니다.

그러나 앞서 언급했듯이 암세포에는 암세포가 '친구'이자 우리 몸의 자연스러운 일부이므로 공격해서는 안 된다며 조절 T세포를 속이는 거짓 신호를 보내는 수용체가 있습니다. 앨리슨 박사가 발견한 이러한 암세포의 면역억제 과정은 면역 관문 억제제로 알려진 면역항암제 계열의 개발로 이어졌습니다. 이러한 약제는 본질적으로 암세포가 정상 세포로 가장하는 능력을 제거하여 면역관문 반응(면역 체계가 과도하게 활성화되어 정상 조직을 손상시키는 것을 방지하는 메커니즘)을 억제합니다. 이 면역관문 반응의 신호를 차단함으로써 면역 체계는 암의 정체를 알게 되고 암세포를 신체의 정상적인 부분이 아니라 파괴해야 하는 위협적인 존재로 인식하기 시작합니다.

앨리슨 박사의 연구를 바탕으로 2011년 3월, FDA는 흑색종 치료를 위해 '이필리무맙(Ipilimumab)'이라는 면역항암제를 승인했습니다. 이 약은 일반적으로 '여보이(Yervoy)'라는 상표명으로 알려져 있습니다. 조절 면역 체계라는 면역 체계에 제동을 걸어 공격적인 면역 체계가 암을 공격할 수 있도록 하는 이 흥미로운 신약의 승인은 암 치료에 혁명을 가져올 사고의 전환을 의미합니다. 암세포의 면역 관련 주요

약점을 발견한 초기 면역 관문 억제제가 그 자체로 암의 최종 치료법은 아니지만, 암 치료의 새로운 길을 열어준 것은 분명합니다.

더 중요한 것은 이 최초의 면역 관문 억제제가 개발된 후 연구자들은 면역 체계의 '브레이크'를 제거하는 것이 암에 대한 신체의 방어체계를 강화하기 위한 면역 체계 조작의 핵심 단계라는 사실을 깨달았다는 점입니다. 이는 암 치료에 대한 새로운 접근으로 이어졌고, 앞으로 더 많은 면역요법 약물이 개발될 것입니다. 면역요법이 다양한 암 치료의 주축이 될 수 있는 잠재력은 이제 우리의 손안에 있으며, 이는 실제로 많은 환자들의 생명을 구하는 것으로 입증되었습니다.

또한 프로그램된 세포 사멸 1(PD-1: Programmed death 1)이라는 단백질에 대한 혼조 타스쿠 박사(Tasuku Honjo MD, PhD)의 연구를 언급하지 않을 수 없습니다. PD-1은 면역 세포 표면에 있는 단백질입니다. 조절 T 세포와 마찬가지로 이 단백질의 기능은 신체의 다른 세포에 대한 면역계의 반응을 조절하여 T 세포의 염증 활동을 최소화함으로써 자가면역으로부터 신체를 보호하는 것입니다.

그러나 조절 T 세포와 마찬가지로 PD-1도 암세포를 인식하고 죽이는 면역 체계의 능력을 억제할 수 있다는 사실이 밝혀졌습니다. 이러한 메커니즘에 따라 혼조 박사는 PD-1에 대한 연구를 통해 PD-1 억제제라는 새로운 종류의 면역 관문 억제제를 개발하게 되었습니다. 오늘날 PD-1 억제제는 가장 널리 사용되는 면역항암제입니다. 앨리슨 박사와 혼조 박사는 면역 관문 억제제 개발에 기여한 공로로 지난 2018년 노벨 생리의학상 또는 의학박사상을 수상했습니다.

여보이의 승인 이후 FDA는 몇 가지 중요한 면역 관문 억제제를 추가로 승인했습니다. 현재 임상에서 가장 일반적으로 사용되는 면역 관문 억제제는 이필리무맙, 니볼루맙(Nivolumab, 제품명: 옵디보), 펨브롤리주맙(Pembrolizumab, 제품명: 키트루다)입니다. 2016년 5월 18일, FDA는 방광암 치료제로 아테졸리주맙(Atezolizumab, 제품명: 티쎈트릭)을 승인했으며, 이후 다른 PD-1/PD-L1 억제제도 승인되었습니다. 그 외에도 많은 면역 치료제가 개발 중이지만, 앞서 언급한 면역항암제가 현재 면역 치료의 주류를 이루고 있으며 이 책에서 중점적으로 다룰 것입니다.

면역요법에 대해 자세히 알아보기 전에, 본인 또는 사랑하는 사람이 면역요법을 고려하고 있다면 이해해야 할 몇 가지 핵심 개념이 있습니다.

1. 면역요법은 암의 종류와 관계없이 적용할 수 있습니다.

암 치료의 초기에는 모든 암이 동일하다고 생각했지만, 현재는 암의 종류가 200가지가 넘는다는 것을 알고 있습니다. 즉, 한 유형의 암에 효과가 있는 치료법이 다른 유형의 암에는 효과가 없을 수 있습니다. 하지만 낙담할 필요는 없습니다. 면역요법의 가장 흥미로운 특징 중 하나는 신체의 자연 면역 체계와 함께 작용하기 때문에 다양한 유형의 암을 효과적으로 치료할 수 있는 잠재력을 가지고 있다는 것입니다. 이는 앞으로 새로운 면역 치료제가 개발되면 모든 유형의 암을 치료할 수 있다는 것을 의미합니다. 각 암 유형에는 특정 면역학적 약점이 있을 수 있으며, 이는 현재 면역요법 연구를 통해 빠르게 해결되고 있습니다.

안타깝게도 저는 의사로부터 면역요법이 암에 효과가 없을 것이라는 말을 들었다는 환자들의 이야기를 자주 듣습니다. 그러나 관련 연구를 살펴보고 면역요법이 승인되는 빠른 속도를 고려하면 의사가 틀렸다는 것을 알게 될 것입니다. 현재 CTLA-4/PD-1/PD-L1 억제제는 여전히 부족하다는 것을 인정합니다. 그리고 일부 암은 다른 암보다 면역요법에 더 잘 반응하는 면역원성 특성을 가지고 있지만, 모든 암은 여전히 면역요법에 반응할 수 있는 가능성이 있습니다. 특히 면역치료제를 종양에 직접 주입하거나 절제술과 같은 특정 방식으로 병용하는 경우 더욱 그렇습니다. 저는 또한 과거에 의사로부터 면역 치료가 효과적이지 않다는 말을 들었던 폐암, 방광암, 신장암 환자들을 많이 치료했습니다. 하지만 효과가 없다고 했던 약들이 지금은 폐암, 방광암, 신장암에 대해 FDA 승인을 받았습니다. FDA가 특정 형태의 암에 대한 약물을 승인하기까지 수년간의 연구가 필요하기 때문에 FDA 승인 절차가 느리게 진행됩니다.

미국에서는 의사가 FDA의 승인을 받지 않은 약을 처방할 수 없지만, 한 가지 질병에 대해 사용 승인을 받은 약은 해당 약이 승인되지 않은 질병에 대해서도 처방할 수 있습니다. 이를 오프라벨 사용이라고 하며 매우 흔한 일로, 여보이가 흑색종 치료제로 처음 승인되었더라도 의사는 여전히 이를 다른 유형의 암 치료제로 처방할 수 있습니다.

2. 일반적으로 건강보험은 특정 형태의 암에 대해 FDA 승인을 받은 약물이 아니라면 보험 처리가 되지 않습니다. 그러나 면역요법과 냉동 절제술을 병행하거나 관련 약물을 종양에 직접 주사하면 진료 비용을 크게 줄일 수 있습니다.

안타깝게도 대부분의 보험사는 FDA에서 승인하지 않은 질환을 치료하는 데 사용되는 약품에 대해서는 보험금을 지급하지 않습니다.

즉, 의사가 처방하고자 하는 약물이 특정 암을 치료하기 위해 FDA 승인을 받지 않은 경우 약물이 효과가 있더라도 표준 면역요법에 대한 보험 혜택을 받을 수 없습니다. 예를 들어,여보이는 특정 흑색종 치료에는 보험 적용이 가능하지만 다른 암에는 보험 적용이 되지 않습니다. 1회 투여 비용이 3만 달러가 넘고 전체 치료과정을 위해 최소 4회 투여가 필요하기 때문에 많은 환자가 비용을 감당할 수 없습니다. 여보이를 제조하는 브리스톨-마이어스 스퀴브(Bristol-Myers Squibb) 사(社)는 치료 비용을 절감할 수 있는 환자 지원 프로그램을 제공하고 있지만, 여전히 많은 환자에게는 부담스러운 수준입니다. 또한 이러한 약물을 '오프라벨'로 제공하려는 의사를 찾는 것도 어려울 수 있습니다. 이러한 옵션을 찾는 환자는 주로 표준 치료에 실패했거나 제한적인 성공을 거둔 진행성 4기 질환을 앓고 있는 환자입니다. 면역 치료제의 가격은 전 세계적으로 상당히 높지만, 미국 외 지역에서는 일반적으로 훨씬 저렴한 가격에 판매되고 있습니다.

그러나 이러한 면역항암제의 높은 비용에 대한 불안감을 진정시킬 수 있는 방법이 있습니다. 약물을 혈류가 아닌 종양에 직접 주입함으로써 훨씬 적은 용량을 사용함으로써 치료 비용을 크게 줄이면서도 전신 표준 면역요법과 동일하거나 더 나은 결과를 달성할 수 있습니다.[3,4] 즉, 표준 면역요법은 혈류에 약물을 주입하는 반면, 면역요법과 냉동절제술을 병용하거나 이러한 약물을 종양에 직접 주입하면 치료 효과를 높이고 치료 비용 또한 크게 절감할 수 있습니다.

3. 병용 면역요법은 일반적으로 단일 면역요법보다 더 효과적이다.

암에 대한 면역 반응은 암 자체만큼이나 복잡합니다. 단일 면역요법만으로는 효과적인 항암 면역 반응을 일으키기 어려울 수 있습니다. 면역관문인 CTLA-4가 종양이 면역 반응을 억제하는 데 도움을 주는 것처럼, PD-1도 종양에 대한 항암 면역 반응을 억제하는 데 중요한 역할을 합니다.

이미 임상시험에서 항-CTLA-4와 항-PD-1 억제제의 병용요법이 단독 요법보다 훨씬 더 효과적이라는 사실이 입증되었습니다. 최근 FDA는 특정 흑색종, 신장암, 대장암에 대해 이 병용요법을 추가 승인했습니다. 안타깝게도 치료반응의 성공률이 높아짐에 따라 두 약물의 비용과 부작용도 함께 증가하고 있습니다. 이것이 바로 종양 미세 환경에 직접 약물을 주입하는 이유 중 하나입니다. 항암 면역 반응을 유도하려면 종양 근처에서 유도하는 것이 더 효과적입니다. 면역 체계가 한 부위의 암에 적절하게 반응하는 방법을 학습하면 신체 다른 곳의 암을 공격하는 데 더 능숙해집니다.

또한 종양을 직접 얼리는 냉동 절제술과 같은 치료법은 그 자체로 면역을 자극하는 특성이 있습니다. 따라서 냉동 절제술은 면역 관문 억제제와 함께 사용할 수 있는 추가적인 면역요법으로 간주할 수 있습니다. 냉동 절제술은 영상 유도 하에 바늘을 이용해 최소 침습적으로 종양을 치료하기 때문에 한 번의 시술로 면역관문억제제와 같이 종양에 직접 면역 치료제를 동시에 투여할 수 있는 최적의 치료법입니다.

현대 의학의 역사를 거치면서 우리는 난치병에 효과적인 놀라운 치료 조합을 많이 발견했습니다. HIV/AIDS 치료가 대표적인 예입니다.

수십 년 전만 해도 에이즈 진단을 받으면 사형선고나 다름없었습니다. 그러나 현재 병용 치료제로 사용되는 약물은 매우 성공적으로 사용되고 있으며, 환자들은 이 질병을 앓으면서도 오랫동안 정상적인 삶을 살 수 있게 되었습니다. 그러나 이러한 에이즈 치료제를 단독으로 사용할 경우 환자의 생존율을 약간 증가시키는 데 그칩니다. 따라서 에이즈 환자 치료에서 얻은 교훈은 에이즈 치료에서 약물 병용의 중요성을 뒷받침하며 암 치료에도 적용될 수 있다는 것을 보여줍니다.

면역 관문 억제제는 우리 몸의 자연 면역 반응을 활성화하는 데 도움이 될 뿐만 아니라 다른 면역 치료제의 실패를 성공으로 바꿀 수 있는 약물 조합에 필수적인 역할을 합니다. 면역요법에 대한 우리의 지식은 여전히 발전하고 있고, 지미 카터 전 미국 대통령과 같은 암 환자들이 한때 가망이 없다고 여겨졌던 빠르게 성장하는 악성 종양으로부터 회복될 수 있는 단계에 이르렀습니다. 이 책에서 제가 전하는 메시지는 그저 가만히 앉아서 치유가 일어나기만을 바라는 것이 아닙니다. 그 대신 면역 체계가 암과 싸울 수 있도록 할 수 있는 모든 일을 함으로써 회복과정을 스스로 주도하는 것입니다.

CHAPTER 03

Cancer and the Immune System

암과 면역 체계

암과 면역 체계 사이에는 다양한 세포 유형이 관련된 매우 복잡한 상호 작용이 있습니다. 아직 밝혀내야 할 것이 많지만, 암과 면역 체계 간의 기본적인 상호 작용 메커니즘을 이해하면 잠재적인 암 치료법을 이해하는 데 도움이 될 수 있습니다.

암과 면역 체계의 관계를 더 잘 이해하려면 암을 잘 조직된 테러 조직으로 생각하면 도움이 됩니다. 이 비유에서 우리 몸은 하나의 국가이고 우리는 대통령입니다. 암은 국가에 침입하여 국민들에게 스며듭니다. 육안으로 이들을 구분할 수는 없습니다. 테러 조직(암)은 여러 가지 방법으로 당신을 공격할 수 있습니다. 그들은 또한 선동적인 메시지를 퍼뜨려 일부 국민(선량한 세포)을 자기편으로 끌어들이려고 합니다. 테러 조직인 암세포는 건강한 세포인 사람들에게 여러분과 여러분의 몸이 잘못되었고 그들의 생각과 계획이 옳다고 끊임없이 설득합니다. 결국 일부 변절자들은 이러한 선전에 넘어가 전직 내부자 신분을 이용해 테러 조직을 돕기도 합니다. 테러와의 전쟁과 유사하게 전개되는 암과 면역 체계의 이야기에는 몇 가지 주요 인물이 등장합니다. 등장인물에 대한 개요는 다음과 같습니다.

당신의 국가: 당신의 몸	
대통령	당신. 그는 국가 지도자로서 테러리스트에 대한 대응 조치를 결정하고 시민의 안전을 보장하며 국가의 존립을 보장한다.
국방부 장관	당신의 의료진/의사. 당신에게 전문적인 조언을 하지만, 최종결정은 대통령 당신이 내린다.
테러 조직	암. 잘 조직되었으며 조직이 성장할수록 더 많은 힘과 자금을 가지게 된다.
군대, 경찰, 국토 안보부	면역 체계. 다양한 능력을 가진 요원들로 구성되어 있다.

테러 조직(암)이 국가에 침입했을 때, 조직이 작거나 고립되어 있다면 이를 통제하고 큰 피해를 예방하기가 더 쉽습니다. 하지만 테러 조직의 세력이 커질수록 통제하기가 훨씬 더 어려워집니다. 더 나쁜 것은 자국민과 군대까지 암을 지원하는 배신자로 변할 수 있다는 것입니

다. 환자들이 놀라는 것 중 하나는 자신의 정상세포와 면역 체계가 자신을 배신할 수 있다는 것입니다. 가장 악명 높은 두 가지 면역 세포는 골수 유래 억제세포(MDSC: Myeloid-derived suppressor cells)와 종양 관련 대식세포(TAM: Tumor-associated macrophages)입니다. TAM에는 두 가지 유형이 있습니다: M1과 M2. M1형 TAM은 암을 공격하는 반면, M2형 TAM은 암을 보호하고 지원합니다. 암과 효과적으로 싸우는 면역 체계를 만들기 위한 첫 번째 단계는 MDSC와 M2형 TAM을 줄이는 것입니다.

또한, 국민인 일부 정상세포는 동조자로 작용하여 암(테러 조직)의 성장을 도울 수 있습니다. 이러한 유형의 세포를 기질세포라고 하며, 일반적으로 결합 조직의 세포입니다. 종양 관련 기질세포는 암을 숨기고 암이 생존하는 데 필요한 에너지와 기타 세포 성분을 제공합니다.

2장에서 배웠듯이 면역계에는 효과기 T 세포(T effector cells)와 조절 T 세포(Treg: T regulatory cells)라는 두 가지 유형의 T 세포가 있습니다. 테러와의 전쟁 비유를 계속하자면, 효과기 T 세포는 공격용 드론과 같습니다. 그러나 효과기 T 세포는 조절 T 세포의 허가를 받아야만 공격을 할 수 있습니다. 반면에 조절 T 세포는 공격자인 효과기 T 세포와 같은 살상력을 가지고 있지 않습니다. 대신, 조절 T 세포는 건강한 세포의 손상을 방지하기 위해 공격 T 세포를 제어합니다(자가 면역 반응 억제). 따라서 조절 T 세포가 테러 조직(암)의 속임수에 속아 암에 대한 공격을 지연시키는 경우, 조절 T 세포의 수를 줄이면 T 세포 공격자들이 테러리스트를 쫓아낼 수 있습니다. 그러나 이것이 항상 말처럼 쉬운 것은 아닙니다. 먼저 테러리스트가 어디에 있는지 파악하고 그에 대한 정보를 확보해야 합니다. 신원을 확인할 수 없는 대상을 공격할 수는 없습니다. 물론 독성 화학요법이나 방사선 요법과 같은 오래된 방법으로 테러리스트를 공격할 수는 있지만, 이러한 방법은 일반적으로 테러리스트들이 다른 곳으로 이동하게 하고 국가에 많은 부수적인 피해를 입힐 수 있습니다. 최적의 공격을 위해서는 드론과 같은 정밀 타격이 필요하며, 이를 위해서는 T세포 공격자에게 좋은 정보를 제공해야 합니다. 테러리스트의 위치와 생김새를 정확히 파악해야 합니다. 면역 세포가 아무리 공격할 준비가 되어있어도 올바른 위치에 있지 않으면 암세포를 죽이는 데 쓸모가 없습니다. 다시 말하지만, 면역 체계는 먼저 암을 공격할 준비가 되어있어야 하고 암과 싸우기 위해 어디로 가야 하는지 정확히 알아야 합니다.

면역 체계에는 항원 제시 세포(APC: Antigen presenting cell)라는 면역 세포가 있으며, 그중 하나가 수지상 세포(Dendritic cell)입니다. 이 면역 세포는 스파이처럼 활동하며 적에 대한 정보를 수집하여 면역 체계에 제공합니다. 하지만 수지상 세포가 잘못된 정보를 수집하면 T세포를 엉뚱한 방향으로 공격하도록 유도하는 결과를 초래할 수 있습니다. 올바른 정보가 없으면 수지상 세포는 면역 체계를 돕기보다는 면역 반응을 늦추는 경향이 있습니다. 이 때문에 수지상 세포 치료법만을 암 치료에 사용한 결과는 실망스러운 결과를 가져왔습니다.

위의 내용들은 암이라는 테러리스트를 면역 체계가 훌륭한 공격을 펼쳐서 제거하는 기본적인 방법을 설명한 것입니다.

대통령(당신)은 조언자로부터 얻은 정보를 바탕으로 올바른 결정을 내려야 합니다. 국방부 장관(의료진/의사)은 전문가팀이 제공하는 최상의 정보를 대통령에게 제공해야 합니다. 그러나 전쟁에서 패배하면 대통령은 책임을 져야 합니다.

또한 면역 공격자들의 능력을 손상시키는 세포를 줄여야 하는데, 이는 종양 미세 환경에서 골수 유래 억제 세포(MDSC), 조절 T 세포(Treg), 종양 관련 대식세포(TAM)를 줄이는 것을 의미합니다. 그러나 TAM의 경우 감소시키는 것보다는 내편으로 전환(M1형)시키는 것이 더 효과적입니다.

무엇보다도 면역 공격자가 암의 위치를 인식하고 이를 공격하고자 해야 합니다. 암은 매우 교활해서 면역 체계의 '감시 시스템'에 의해 발견되지 않는 경우가 많습니다. 새로운 면역항암제를 사용하더라도 그 효과가 충분하지 않을 수 있습니다. 먼저, 면역 공격자에게 암의 위치를 알려주고 FDA에서 승인한 면역 치료제를 사용하여 암을 공격하라는 신호를 보내야 합니다. 안타깝게도 대부분의 경우 면역 공격자는 암에 대한 정보가 충분하지 않기 때문에 전통적인 면역요법은 성공하는 것보다 실패하는 경우가 더 많습니다. 따라서 이 공격을 성공적으로 수행하려면 올바른 도구를 사용해야 합니다. 앞으로 개발될 새로운 무기와 기술은 면역학자들이 적을 추적하고 파괴하는 데 필요한 도구를 제공할 것입니다. 그러한 무기 중 하나가 바로 냉동 절제술입니다. 이 암 치료법을 사용하면 소규모 테러 조직을 파괴하는 동시에 엄청난 양의 정보를 수집하는 것과 같습니다. 이 정보는 적(암)을 국가(몸)에서 몰아내는 데 사용할 수 있습니다.

1차원적인 공격만으로는 테러리스트를 완전히 물리치기 어렵기 때문에 수술을 통한 제거, 독성 물질 주입, 태우기 등의 단순한 접근 방식으로는 지속적인 완치를 기대할 수 없습니다. 진정한 완치를 위해서는 암을 유발하는 다양하고 복잡한 요인을 해결하기 위해 여러 항암 물질(단순 항암제 이외에 오프라벨이나 기타 천연성분을 포함)를 함께 사용해야 합니다. 암에 대한 이러한 일차원적이고 단순한 접근 방식은 전통적인 표준 치료법과 전통적인 면역요법의 취약점입니다. 대통령으로서 당신은 이 전쟁에서 승리하는 데 필요한 모든 무기를 국가에 제공해야 합니다. 이 책의 나머지 부분에서는 이러한 각 무기에 대해 자세히 알아보고 왜 이러한 무기의 조합이 암을 물리치는 최선의 해결책이 될 수 있는지 알아볼 것입니다.

CHAPTER 04

AblationVax™: The Cancer Ablation 'Vaccine'

냉동 절제술과 면역요법의 조합: 암 절제 백신(AblationVax™)

악성 종양에 바늘 한 개를 꽂아 종양을 직접 파괴함으로써 암을 성공적으로 치료할 수 있다는 소식을 듣고 흥분하지 않을 암 환자는 거의 없을 것입니다. 이전 장에서 언급했듯이 영상 유도 암 절제술에서 의사는 컴퓨터 단층 촬영(CT 스캔) 또는 초음파를 사용하여 신체 내부의 종양에 직접 바늘을 삽입합니다. 그런 다음 마이크로파나 고주파로 가열하거나 냉동 절제술로 얼려서 종양을 직접 파괴합니다. 이처럼 간단해 보이는 암 치료법이 있다는 사실을 아는 환자는 거의 없습니다. 이제 외과적 제거 없이도 많은 종양을 직접 동결하거나 태울 수 있습니다.

면역요법 병용 치료에서 종양을 수술로 제거하지 않고 절제술을 사용하는 이유는 무엇일까? 면역요법 성공의 열쇠 중 하나는 파괴된 종양을 체내에 남겨두는 것이기 때문입니다. 이렇게 하면 신체의 면역 체계가 암에 대한 정보를 수집하여 더 효과적으로 암과 싸울 수 있기 때문입니다.

이 장에서는 주로 냉동 절제술과 면역요법의 강력한 조합이 진행성 암 치료에 효과적이라는 사실에 대해 논의하지만, 이 조합은 특히 유방암, 폐암, 간암과 같은 초기 암 치료에서 수술의 미래 대안으로 점점 더 고려되는 추세이기도 합니다. 향후 전이 위험을 줄이기 위한 방법으로 냉동 절제술이 초기 단계 암에서 더 자주 활용되고 면역력 강화 요법과 함께 사용될 것으로 예상합니다.

암이 초기 단계를 넘어서면 전신으로 전이되어 몸 전체로 퍼질 수 있습니다. 수술로 원발성 암을 제거하면 암 환자들은 흔히 "모든 암이 제거되었다."는 말을 듣습니다. 그러나 이는 사실이 아닙니다. 원발성 암을 제거하더라도 암세포는 여전히 체내에 남아 있으며 시간이 지남에 따라 새로운 종양을 형성할 수 있습니다. 진행성 암의 경우, 절제요법으로 종양 세포가 죽으면 죽은 암세포가 체내에서 백신처럼 작용하여 면역 세포가 남은 암세포를 포함하여 체내에 없는 이물질을 공격할 수 있는 면역 반응을 유발합니다. 그러나 이러한 종류의 항암 면역 반응은 면역요법의 도움이 필요합니다.

이 냉동절제 치료를 시행하는 의사를 포함하여 아무도 깨닫지 못했던 것은 이 치료가 가장 성공적인 암 치료로 이어질 수 있는 강력한 항암 면역 반응을 유발한다는 것입니다. 특히 치료 방법이 가장 제한적인 3기 또는 4기 암 환자에게는 항암 면역 반응이 암을 치료하는 가장 효과적인 방법 중 하나가 될 수 있습니다. 미국에서는 매년 약 60만 건의 진행성 암이 진단되는데, 이 치료법이 없었다면 더욱 절망적인 상황이었을 것입니다. 하지만 냉동 절제술과 면역요법의 조합으로 많은 생명을 구할 수 있게 되었습니다. 또한 독성 화학요법과 방사선 요법의 부작용을 겪어야 했던 초기 암 환자들은 이제 부작용이 적고 치료 결과가 더 좋은 치료 방법을 선택할 수 있게 되었습니다. 저는 이 절제술과 면역요법의 병용 치료를 백신처럼 인체의 면역 체계를 최적화하는 방식 때문에 암 절제 백신(AblationVax™)이라고 부릅니다.

의과대학과 초기 인턴 기간 동안 암 치료에 대한 잠재력을 알게 되었을 때, 저는 이것이 제가 들어본 것 중 가장 놀라운 기술이라고 생각했습니다. 그리고 이 새로운 전략이 매우 빠르게 확산되어 모든 종양학자가 이 방법을 활용할 것이라고 생각했습니다. 저는 암 치료의 미래는 최소 침습 기술과 영상 가이드를 사용하여 종양을 직접 치료하는 것이라고 생각했지만, 나중에 이러한 치료법이 널리 보급되지 않았다는 것을 알게 되었습니다. 몇 년이 지난 지금도 이 기술들은 크게 활용되지 않고 있습니다.

종양 전문의가 냉동 절제술과 면역요법(AblationVax™)을 병행하여 환자를 치료하지 않는 이유 중 하나는 이 치료법이 건강보험이 적용되지 않기 때문입니다. 보험이 적용되지 않는 비교적 새롭고 값비싼 치료법을 시도하려는 의사는 거의 없습니다. 또 다른 이유는 일반적으로 환자의 암 치료를 감독하는 종양 전문의가 냉동 절제술에 대한 교육을 받지 않았고 시술에 필요한 기술을 가지고 있지 않기 때문입니다. 당연히 암 치료의 통제권을 방사선 전문의에게 넘기고 싶어 하는 종양 전문의는 없습니다.

이러한 이유로 종양 전문의들이 이 기술을 스스로 배우기 전까지는 이 시술이 큰 인기를 얻지 못할 것이라고 생각합니다. 이 상황은 관상동맥 성형술(Coronary angioplasty)로 죽상 동맥 경화성 심장질환

(Atherosclerotic heart disease)을 치료하는 것과 매우 유사합니다. 관상동맥 성형술은 1964년 방사선 전문의 찰스 도터(Charles Dotter)에 의해 개발되었습니다. 지금은 매우 보편화되었지만 1980년대 중반까지만 해도 널리 사용되지는 않았습니다. 그전에는 방사선과 전문의가 시술을 시행했고 심장 전문의는 이를 권장하지 않았습니다. 하지만 심장 전문의들이 이 시술을 시행하기 시작하면서 보편적으로 사용되기 시작했습니다. 또한 관상동맥 성형술에 대한 보험 적용이 가능해진 것도 현재 널리 사용되는 데 기여했다고 덧붙이고 싶습니다. 따라서 시간이 지나면 종양 전문의들의 냉동 절제술에 대한 거부감이 사라질 것이라고 확신합니다.

영상 유도 절제술(image-guided ablation)은 적절한 조합으로 시행할 경우 항암 면역 반응을 자극할 수 있지만, 단독으로 시행할 경우 일반적으로 초기 암과 몇 가지 다른 질환을 제외하면 큰 치료적 이점이 없습니다. 만약 절제술을 받은 초기 암 환자의 치료에 면역 자극 요법을 추가한다면 얼마나 많은 암이 진행되지 않도록 예방할 수 있을까? 제 생각에는 대부분 예방할 수 있을 것 같습니다. 결국 진짜 치명적인 암은 진행성 암입니다.

저는 절제를 시행하는 대부분의 의사가 절제와 면역 반응이 어떻게 상호 작용하는지 충분히 이해하지 못한다고 생각합니다. 사용되는 절제 유형(냉동절제 또는 마이크로파 및 고주파를 통한 가열)과 종양 크기는 효과적인 항암 면역 반응을 생성하는 데 중요한 요소입니다. 특히 면역요법과 절제술을 동시에 시행할 경우 매우 효과적입니다. 덴 브록의 연구에 따르면 면역 치료의 타이밍도 매우 중요한데, 모든 절제술의 효과가 똑같지는 않으며 올바르게 시행하지 않으면 암세포가 폭발적으로 증가할 수 있습니다. 이러한 치료법을 최적으로 조합할 수 있는 숙련된 의사가 매우 적기 때문에 대부분의 의사는 절제술과 면역 치료법에 익숙하지 않거나 심지어 적대적인 태도를 취합니다.

안타깝게도 종양 전문의는 암 환자를 치료하는 것이 생업이기 때문에, 많은 종양 전문의는 자신이 환자를 치료할 수 있는 고급 기술이 없다는 사실을 인정하기를 꺼려하고 더 나은 결과를 얻을 수 있는 다른 전문의에게 환자를 전원하는 것을 꺼려합니다. 종양학자들은 새로운 기술을 실험적인 것으로 치부하는 경우가 많으며, 특히 해당 지식을 직접 경험하지 않은 경우에는 더욱 그렇습니다. 방사선 전문의는 다른 의사가 의뢰한 환자를 치료하는 것으로 생계를 유지하므로 환자를 의뢰하는 종양 전문의의 기분을 상하게 하고 싶어 하지 않습니다. 현재 이러한 절제술을 수행할 수 있는 숙련된 방사선 전문의는 많지만, 냉동 절제술 및 기타 영상 유도 종양 절제술이 널리 보급되면 미래의 잠재적 수요를 충족하기에는 충분하지 않을 것으로 생각합니다. 절세에 대한 과학적 이해는 계속 발전하고 있지만, 종양 전문의가 이 치료법에 대한 교육을 받을 때까지는 더 널리 보급되지는 않을 것입니다. 안타깝게도 의료 영상 및 영상 유도 시술에 익숙해지려면 수년간의 훈련이 필요하며, 이는 진입 장벽이 될 수 있습니다. 하지만 심장 전문의가 영상 유도 심장 시술을 성공적으로 받아들인 것처럼 종양 전문의도 결국에는 그렇게 할 수 있게 될 것입니다. 종양 전문의들이 교육에 도움이 필요하다면 기꺼이 도와드리겠습니다. 이제는 암 치료의 패러다임이 바뀌어야 할 때이며, 특정 진료과의 미래가 아닌 환자 치료에 전념해야 합니다. 로봇과 인공지능이 암 치료와 관련된 절차를 처리하는 데 있어 인간을 대체하는 것은 시간 문제일 뿐입니다.

현재 의료 시스템의 수익 구조 하에서 종양 전문의는 환자에게 냉동 절제술과 면역요법[암 절제 백신(AblationVax™)]의 병용을 권장할 동기가 거의 없으며, 대부분의 암 환자, 특히 진행성 암 환자는 우리가 알고 있는 획기적인 기술에 대한 정보를 알지 못합니다.

처음 냉동 절제술과 면역요법을 병행하여 환자를 치료하기 시작했을 때 저는 초기 암 환자에게서 가장 높은 치료 성공률을 보일 것이라고 생각했습니다. 약 16년 전 처음 절제술을 시작했을 때도 진행성 암 환자의 경우 종양 크기가 50~70%만 줄어든다면 큰 성공을 거둘 수 있을 것이라고 생각했습니다. 하지만 많은 동료들과 의견을 나눴을 때, 완치는 안 되더라도 방사선과 화학요법의 끔찍한 부작용 없이 환자의 소중한 생명을 몇 달 또는 몇 년 연장할 수 있다는 제 생각에 동의하는 사람이 거의 없다는 사실에 놀랐습니다. 대부분의 사람들은 생존 가능성이 가장 높은 환자, 즉 1기 및 2기 암 환자에게 치료가 집중되어야 한다고 믿었습니다. 이들에게는 진행성 암 환자의 종양 크기가 50~70% 감소하는 것은 큰 성공으로 간주되지 않았습니다. 그러나 화학요법으로 종양의 크기가 이 정도 감소했다면 치료가 매우 성공적이었다고 간주되었을 것입니다. 같은 결과라도 동료들 사이에서는 암 치료 성공에 대한 두 가지 상반된 기준이 있는 것 같았습니다. 하나는 오래된 화학요법과 관련된 것이었고, 다른 하나는 새롭게 성장하고 있는 고주파 및 냉동절제 연구 분야와 관련된 것이었습니다. 어쨌든 우리는 암 치료 분야에 처음 발을 들인 초보자였기 때문에 경험 많은 동료들은 신중한 태도를 보였습니다.

저는 겁 없이 다른 사람들이 가망이 없다고 여겼던 많은 진행성 암 환자를 치료하기 시작했습니다. 이 환자들은 대개 다른 치료 수단이 남아 있지 않았습니다. 제가 그들의 입장이라면 암을 치료하는 데 도움이 될 수 있는 일이 있다면 무엇이든 할 것이고, 암의 크기를 줄이거나 최소한 고통을 덜어줄 수 있는 일이 있다면 무엇이든 할 것입니다. 우리가 암과의 전쟁을 치르고 있다고 가정했을 때, 적군의 숫자를 줄일 수 있다면 분명 승산이 있을 것입니다.

당시에는 낙관적이었지만 제 치료가 얼마나 성공적일지 전혀 예상하지 못했습니다. 많은 환자들이 대개 진행성 암으로 사망하지만, 저를 찾아온 3기 및 4기 암 환자 중 상당수는 제가 상상했던 것보다 훨씬 더 좋은 결과를 보여주었습니다. 제가 관찰한 한 가지 중요한 사실은 드물지만 하나의 종양을 치료한 후 치료하지 않은 다른 종양이 줄어들거나 사라지는 경우가 있었다는 것입니다. 1장에서 언급한 제 동료의 어머니 사례에서 이런 일이 일어났습니다. 당시에는 한쪽 폐의 종양만 치료했지만 다음 방문 시에는 다른 쪽 폐의 종양이 사라졌습니다.

나중에 위 사례와 비슷하지만 훨씬 더 놀라운 사례가 저에게 더 큰 용기를 주었습니다. 2003년 조지아주 애틀랜타에 사는 한 남성이 저에게 연락해 절제술을 시행해 달라고 요청했습니다. 그는 전이성 흑색종에 걸렸고 한쪽 폐에 30개가 넘는 종양이 생겨 죽음을 눈앞에 두고 있었습니다. 저는 종양의 수가 너무 많아서 절제술이 도움이 되지 않을 것 같다고 대답했습니다. 하지만 그는 절제술로 완치될 수 있다는 강한 믿음을 가지고 있었고 치료를 재고해 달라고 요청했습니다. 저는 암이 너무 진행되어 치료가 불가능하다고 설명하며 그의 요청을 다시 한번 거절했습니다. 그러나 그는 제 설득을 거부하고 감정에 호소하며 계속 고집을 부렸습니다. 그는 의사가 1~3개월의 시한부 인생을 선고했지만, 딸이 5개월 후 결혼을 앞두고 있어 딸과 함께 결혼식장을 걷고 싶다고 말했습니다. 그는 절제술을 받으면 딸의 결혼식을 볼 수 있을 거라고 확신했습니다. 저는 그렇게 생각하지 않았지만 더 이상 그의 부탁을 거절하기 어려웠습니다.

저는 결국 절제술을 진행하기로 했지만 여전히 큰 도움이 되지 않을 것이라고 솔직하게 말씀드렸습니다. 한 번의 절제술로 종양을 모두 제거하기에는 종양의 수가 너무 많기 때문에 일련의 시술을 통해 가능한 한 많은 종양을 제거할 계획이라고 설명했습니다. 모든 종양을 절제할 수 있는 현실적인 방법은 없었지만, "암의 크기나 개수를 줄일 수 있다면 무엇이든 좋은 암 치료법이다."라는 제 좌우명이 이 경우에도 통할 것이라고 스스로를 설득했습니다.

그는 적어도 자신이 원했던 기회를 얻었다는 사실에 만족하며 제 계획에 동의했습니다. 그 후 얼마 지나지 않아 첫 번째 시술을 시행했고, 제가 시행했던 다른 절제술처럼 순조롭게 진행되어 한 달 후에 다음 시술을 위해 다시 오라고 했습니다. 하지만 그동안 저는 그가 살아남을 수 있을지 확신할 수 없었습니다.

그러나 한 달 후, 그는 저를 다시 찾아왔고 다음 시술을 앞두고 종양의 진행 상황을 확인하기 위해 CT 스캔을 실시했습니다. 컴퓨터로 이미지를 봤을 때 저는 제 눈을 믿을 수 없었습니다. 모든 종양이 사라졌었습니다. 우리는 다른 종양을 건드리지 않았지만 남은 것은 무엇이든 사라졌습니다.

그 순간 저는 제가 놀라운 치료사례를 목격했다는 사실을 깨닫고 눈물이 핑 돌았습니다. 암 치료의 역사를 바꿀 수 있는, 어쩌면 지금까지의 암 치료 중 가장 큰 진전을 목격하고 있었기 때문입니다. 하지만 수술은 매우 간단했습니다. 종양을 제거하기 위해 환자를 수술로 절개

할 필요가 없었습니다. 생체검사(Biopsy)를 할 때와 마찬가지로 종양에 바늘을 삽입하고 직접 가열하거나 얼려서 종양을 파괴하기만 하면 되었습니다.

할머니가 암으로 돌아가신 후 어린 시절부터 제 꿈은 암을 치료하는 것이었습니다. 할머니의 자랑스러운 손자가 되고 싶었고, 암을 정복하여 할머니의 죽음에 복수하고 싶었고, 수많은 다른 환자들의 생명을 구하고 싶었습니다. 그런데 갑자기 CT 스캔을 통해 제가 오랫동안 기다려온 순간이 찾아왔습니다. 30개가 넘는 종양이 기적적으로 사라진 것이었습니다. 로또에 천 번을 당첨된 것보다 더 큰 기적이었습니다. 수많은 의학 및 암 치료 분야 중에서 제가 정말 운이 좋아서 암을 완치할 수 있는 올바른 길을 선택한 것일까요?

치료 후 약 1년이 지난 후 애틀랜타의 남성 환자가 다시 저에게 연락을 해왔습니다. 안타깝게도 암이 재발했지만 이전만큼 심하지는 않았습니다. 그는 같은 시술을 다시 받고 싶어 했습니다. 그는 이미 딸의 결혼식에 참석한다는 목표를 달성했고, 이제 또 다른 목표가 생겼습니다. 그의 딸은 현재 임신 중이었고 출산 예정일은 몇 달 후였습니다. 첫 손자의 탄생을 함께할 수 있도록 제가 도와드릴 수 있을까요?

물론 이번에는 그는 그것에 대해 별로 신경 쓰지 않았습니다. 시술은 즉시 시행되었고 한 달 후 그의 폐에서 눈에 보이는 종양이 다시 사라졌습니다. 그러나 성공의 열매는 달콤하면서도 씁쓸했습니다. 종양이 1년 만에 다시 재발했기 때문이었습니다.

그 순간 저는 제 앞에 놓인 과제가 단순히 종양을 제거하는 것이 아니라 종양의 재발을 막는 것임을 깨달았습니다. 또한 "어떻게 하면 애틀랜타에서 경험한 치료 성공을 다른 환자들에게도 계속 이어갈 수 있을까?", "어떻게 하면 다른 진행 단계의 암 환자들에게도 동일한 치료반응을 얻을 수 있을까?", "어떻게 하면 다른 진행 단계의 암 환자들에게도 동일한 치료반응을 얻을 수 있을까?"라는 질문을 저 스스로에게 던지기 시작했습니다.

시간이 지날수록 제 질문에 대한 답은 더 명확해졌지만, 치료법을 상용화하려면 약 10년의 연구와 임상 데이터가 더 필요했습니다. 그 사이 애틀랜타의 남성 환자는 손자의 탄생을 볼 수 있는 기회를 가졌고 앞으로도 손자의 성장을 계속 지켜볼 수 있기를 희망하고 있습니다. 안타깝게도 병원과 보험 정책으로 인해 저는 그 환자를 계속 치료할 수 없었습니다. 몇 년 후, 저는 다른 병원으로 옮기면서 환자와 연락이 끊겼습니다. 암이 재발한 것이 거의 확실하지만, 아직 살아있을 가능성이 있다고 생각하니 기분이 나아졌습니다. 지금 우리가 가진 무기(암 절제 백신: 냉동 절제술 + 면역요법)가 있었다면 손자가 학교를 졸업하고 결혼하는 모습을 볼 수 있었을 것이라고 확신합니다.

암이 재발했지만 그간의 치료가 헛되지 않았다고 확신합니다. 1~3개월의 시한부 인생을 선고받았음에도 불구하고 그는 최소 3년 이상 건강한 삶을 누릴 수 있었습니다. 절제술이 건들이지도 못한 20개 이상의 종양을 강력한 항암 면역 반응으로 제거했습니다. 그의 놀라운 치료 성공 사례는 낙담할 때마다 저를 격려해 주었고, 지금도 저에게 여전히 긍정적인 영향을 미치고 있습니다.

이처럼 드물지만 치료에 대한 놀라운 반응은 절제 과정에서 백신과 같은 면역 반응이 유발될 수 있는지에 대한 궁금증을 자아냈습니다. 절제술은 체내 종양을 죽이고 면역 체계가 인식할 수 있는 잔여 조각, 즉 항원을 남깁니다. 이러한 암 항원은 면역 세포가 적을 찾는 데 필요한 정보를 제공합니다. 또한 절제술은 염증 반응을 일으킨다는 사실도 알려져 있습니다. 이 염증 반응은 우리가 '위험 신호'라고 부르는 것을 생성하는 면역 자극 과정입니다. 이러한 신호는 공격하는 면역 세포가 적의 위치로 이동하도록 유도하는 신호 중 일부입니다. 사실, 면역의 관점에서 볼 때 절제는 신체의 전반적인 항암 면역 반응을 자극하는 매우 효과적인 방법입니다.

절제술의 또 다른 장점은 종양의 크기를 줄여 면역요법과 항암 면역반응이 공격할 적을 약화시킨다는 것입니다. 종양의 크기를 줄이면 이론적으로 면역 치료가 효과적일 가능성이 더 커집니다. 암과의 전쟁에서 절제는 적의 수를 줄이고 약화시키는 동시에 적을 더 잘 인식하고, 위치를 파악하고, 제거에 도움이 되는 정보를 더 잘 얻을 수 있게 해줍니다.

이러한 초기의 성공은 중요하고 흥미로웠지만, 치료되지 않은 종양을 공격하도록 항암 면역 반응을 유도하는 방법은 여전히 분명하지 않았습니다. 저는 냉동 절제술로 직접 파괴한 종양에서 큰 치료 성공을 거두었지만, 모든 암에 대해 동일한 결과를 얻을 수 있는 방법을 찾고 싶었습니다. 제가 초기에 찾은 해답은 면역관문억제제였습니다. 이 면역항암제는 절제술과 함께 사용하면 완벽하지는 않더라도 매우 효과적인 것으로 확인되었습니다.

면역관문(Immune checkpoint)은 면역 체계의 주요 '브레이크' 역할을 한다는 사실을 기억하는 것이 중요합니다. 브레이크를 밟으면 아무리 가속페달을 밟아도 앞으로 나아갈 수 없습니다. 최근 몇 가지 중요한 동물 연구에서 면역 관문 억제제와 절제술 사이에 엄청난 시너지 효과가 있는 것으로 나타났습니다. 이 분야에 대한 지속적인 연구가 필요하지만, 대부분의 연구에 따르면 냉동 절제술이 열 기반 고주파 및 마이크로파 절제술과 같은 다른 절제 기술보다 면역 자극 효과가 더 크다는 사실이 밝혀졌습니다. 주된 이론은 냉동 절제술이 종양을 죽이면서 면역 체계가 인식할 수 있는 종양 조각, 즉 '항원'을 더 많이 남긴다는 것입니다. 이것이 가장 분명한 이점 중 하나이지만, 다른 면역학적 이점도 많이 있습니다. 하지만 여기서는 추가적인 이점에 대한 과학적 세부 사항은 다루지 않겠습니다. 테러와의 전쟁에 비유하자면, 테러 조직(종양)을 파괴했지만 테러 조직에 대한 정보와 테러 조직과 싸우는 데 필요한 물질(인체 장기)을 남겨두어 다른 테러 조직(전이성 암)을 찾는 데 사용할 수 있는 것과 같습니다. 테러 조직에 대한 모든 것을 파괴하면 테러 조직을 추적하는 데 필요한 중요한 정보도 함께 파괴됩니다. 하지만 냉동하면 태울 때보다 더 완전한 암 항원 조각을 확보할 수 있습니다.

그래서 더 나은 면역 치료 해결책을 계속 찾던 중 당시 승인된 면역 관문 억제제인 키트루다(Keytruda)와 여보이(Yervoy)를 냉동 절제술을 이용한 영상 유도 절제술과 병행하여 치료하기 시작했습니다.

다음은 키트루다와 냉동 절제술을 병용한 첫 번째 환자 중 한 명이었던 환자(LS라고 칭함)에 대한 이야기입니다. 그녀의 암은 매우 진행되어 폐와 뼈, 그리고 뇌에 산발적으로 퍼져 있었습니다. 그녀가 받은 치료는 현재 우리가 사용하는 면역요법 + 절제술 조합에 비해 매우 제한적이었지만, 이 환자의 경우 전신(폐와 뼈) 병변이 사라졌을 뿐만 아니라 뇌 병변도 대부분(불행히도 전부는 아니지만) 사라지는 놀라운 결과를 얻었습니다. 키트루다와 여보이 승인 직후, 또 다른 PD-1 억제제인 '옵디보(Opdivo)'가 암 치료제로 승인되었습니다.

냉동 절제술과 단일 면역 치료제를 병용하면 치료 성공률이 향상되지만, 두 가지 이상의 면역 치료제를 절제술과 병용하면 훨씬 더 좋은 결과를 얻을 수 있다는 것을 발견했습니다. 저는 개인적으로 절제술과 면역요법의 병용이 당시 인류 역사상 가장 큰 암 치료의 발전이었고, 면역관문 활성화제 OX40/면역 증강제 CpG/면역 관문 억제제 여보이와 절제술의 병용이 오늘날 암 치료에서 가장 큰 발전이라고 생각합니다. 새로운 면역 치료제와 이러한 약물의 조합이 개발되고 승인되면 머지않아 대부분의 암 환자를 완치할 수 있는 암 치료법이 등장할 것입니다. 절제술의 중요한 치료적 측면 중 하나는 기술을 적용하는 방법에 따라 항암 면역 반응을 증가시키거나 면역억제 상태를 유도할 수 있다는 것입니다. 어떤 경우 잘못 적용하면 항암 면역 반응을 억제할 수 있습니다.

예를 들어, 냉동절제는 다른 절제 기술보다 면역 자극 효과가 더 크지만, 한 번에 너무 많은 양을 절제하면 면역 반응이 억제되어 다른 위치의 종양이 더 빨리 자랄 수 있습니다. 따라서 냉동절제를 시행하는 의사는 최적의 항암 면역 반응을 방해할 수 있는 절제 정도를 파악해야 합니다. 일부 연구에 따르면 종양의 일부를 절제하는 것이 종양 전체를 절제하는 것보다 면역학적으로 더 나은 것으로 나타났습니다. 절제할 종양의 정확한 크기와 부피에 대한 의견은 다양합니다. 현재 깨끗한 마진(clear margin)을 얻기 위해 과도하게 절제하거나 정상 조직을 너무 많이 제거하면 장기적으로 환자에게 해로울 수 있다고 알려져 있습니다. 이는 치유 반응을 증가시켜 성장인자 및 면역억제 물질(TGF-β, HGF, VEGF)의 방출로 이어질 수 있기 때문입니다. 항암 면역 반응을 높이기 위해 사용하는 기술에는 이러한 물질을 줄이거나 적극 차단하는 방법이 포함됩니다. 성장인자와 면역억제 물질의 증가라는 동일한 과정이 일반적인 수술 과정에서 관찰되었으며, 이는 향후 암 전이 가능성을 높일 수 있습니다. 수술 시 염증 억제제인 케토롤락은 수술 후 전이 위험을 줄이는 것으로 나타났습니다. 이러한 전이 위험을 줄이기 위해 절제 부위에 케토롤락을 주입합니다. 케토롤락은 수술이나 절제 시뿐만 아니라 조직 검사 시에도 고려해야 한다는 점을 말씀드리고 싶은데, 수술과 절제에 의해 자극되는 성장인자가 조직 검사에 의해서도 똑같이 자극될 수 있기 때문입니다. 냉동 절제술 시 종양을 너무 많이 절제하지 않고 가능한 한 정상 조직을 많이 남겨두는 것이 중요하다고 생각합니다. 그러나 이러한 원칙은 진행성 암에만 적용됩니다. 초기 단계의 국소 암을 치료할 때는 동일한 병변의 국소 재발 위험을 줄이기 위해 전체 종양을 절제하고 주변 정상 조직을 함께 제거해야 합니다. 그러나 진행성 암을 치료할 때는 원격 전이를 제거하기 위해 항암 면역 반응이 필요하므로 면역 반응을 증가시키는 기술인 냉동 절제술을 시행합니다. 냉동절제와 항암 면역 반응의 관계에 대해서는 아직 밝혀진 바가 많지 않지만, 현재 알려진 바로는 진행성 암의 경우 종양의 양을 너무 많이 절제하거나 정상 조직을 너무 많이 절제하거나 느린 동결 방법으로 절제하면 항암 면역 반응이 일어날 가능성을 해칠 수 있다고 합니다.

환자들은 종종 수술이나 절제술만으로 진행성 암을 치료할 수 있는지 물어봅니다. 일부 예외가 있을 수 있지만, 일반적으로 진행성 암은 암이 원발부위를 넘어 신체의 다른 부위로 전이된 것을 의미하며, 전신 치료가 필요한 전신 질환이기 때문에 진행성 암에서는 수술이나 절제술을 단독으로 시행하지 않습니다. 따라서 진행성 암에서는 절제술만 단독으로 시행하지 않고, 절제된 종양에 대해 전신 치료인 면역치료제 주입을 반드시 병행합니다.

열 기반 절제(마이크로파 또는 고주파 사용)도 항암 면역을 자극하는 데 효과적이지만 종양을 얼리는 냉동절제만큼 강력한 항암 면역 반응을 일으키지는 못합니다. 그러나 열 기반 절제는 큰 종양을 치료할 때 면역 반응에 부정적인 영향을 덜 미치기 때문에 큰 종양의 크기를 줄이는 데 좋은 기술입니다. 큰 종양의 크기를 줄이려면 열 절제술로 종양의 크기를 줄인 다음 작은 종양에 냉동 절제술을 시행하여 항암 면역 반응을 높일 수 있습니다. 그 다음에는 냉동 절제술을 시행한 종양 부위에 직접 면역 치료제를 주입합니다. 이 절제술과 면역요법의 조합은 종양을 효과적으로 공격하고 강력한 항암 면역 자극 반응을 유도합니다. 부정적인 면역 효과를 없애고 긍정적인 측면을 더욱 증가시키는 약물 기술을 개발하기 위한 연구가 이미 진행 중입니다. 새로운 면역치료제는 냉동 절제술의 필요성을 완전히 없앨 수도 있습니다. 이 분야에서 더 많은 연구 결과가 나오면 기존 치료법과 장비에 새로운 변화를 가져올 것입니다.

미시간 대학교의 마이클 사벨(Michael S. Sabel) 박사의 연구에 따르면 냉동절제 시 동결 속도가 항암 면역 반응에 매우 중요하다고 합니다. 사벨 박사는 빠른 동결은 항암 면역을 자극하는 반면, 느린 동결은 항암 면역을 억제한다는 사실을 발견했습니다. 이를 바탕으로 기존 아르곤 가스 기반 시스템을 사용하던 냉동절제기를 냉동 속도가 빠른 액체질소 기반 시스템(IceSense3, IceCure)으로 전환했습니다. 액체질소 기반 냉동절제 기기는 원래 유방에서 의료용으로 사용하도록 설계되었지만 현재는 냉동절제가 가능한 모든 신체 부위에 사용되고 있습니다.

미국(그리고 아마도 전 세계 대부분)에서 시행되는 대부분의 냉동 절제술은 느린 속도로 동결되는 아르곤 가스 기반 시스템으로 이루어집니다. 이러한 냉동절제 시스템의 동결 속도는 사용되는 가스 압력에 따라 달라집니다. 아르곤 가스 기반 시스템에서 관찰된 중요한 문제 중 하나는 시술 중 아르곤 가스 탱크의 압력이 감소하고, 결국 시술 중 압력을 유지하기 위해 가스탱크를 교체해야 한다는 것입니다. 압력이 감소하면 동결 속도도 감소합니다. 제가 액체질소 기반 시스템을 사용하는 이유는 시술 내내 동결 속도가 일정하게 유지되기 때문입니다. 이 분야에 대한 더 많은 연구가 필요하지만 저에게는 사벨 박사의 연구가 큰 도움이 되었습니다. 그의 연구는 시술 중에 더 빠르고 일관된 속도로 동결할 수 있는 냉동절제 시스템을 사용하는 데 대한 강력한 이론적 근거를 제공합니다.

면역 관문 억제제 외에도 절제된 종양 내부 또는 주변에 직접 주사하는 데 사용할 수 있는 여러 가지 백신 보조제가 있습니다. 백신 보조제는 항암 면역 반응을 더욱 자극하는 물질입니다. 백신 보조제는 표준 백신(예: 독감)에 포함된 죽은 바이러스 또는 바이러스 조각만으로는 면역을 생성하기에 충분하지 않기 때문에 자주 포함되어 사용됩니다. 이는 암에 대한 면역요법 치료에도 적용됩니다. 항암 면역 반응을 촉진하기 위한 다양한 보조제가 존재합니다. 앞서 언급한 바와 같이 네덜란드의 덴 브룩 박사와 연구진은 동물 모델에서 냉동 절제술로 종양을 절제한 후 칠레 식물인 퀼라자 사포나리아(*Quillaja saponaria*) 에서 얻은 비누와 같은 물질인 사포닌을 종양에 직접 주입하면 향후 전이와 재발이 감소한다는 사실을 입증한 뛰어난 연구를 수행했습니다. 또 다른 백신 보조제로는 노바백스(Novavax)사(社)에서 상업적으로 제조하는 Matrix-M™이 있습니다. 기본적으로 이 백신 보조제는 종양 조각(항원)을 면역계와 수지상 세포에 전달하는 데 도움이 됩니다. 저희 치료에서는 세픽(Seppic)사(社)에서 제조한 몬타나이드 ISA 51(Montanide ISA 51)이라는 백신 보조제를 사용하고 있습니다. 이 약물은 친유성 및 친수성 보조제이며 종양에 직접 주입되는 면역 관문 억제제와 같은 면역요법 약물의 방출을 지연시킵니다. 중요한 것은 면역 치료제와 약물이 종양 미세 환경에 머무르는 데 도움이 되는 백신 보조제를 함께 사용하면 매우 효과적이라는 점입니다. 종양 미세 환경 내에 창고와 같은 공간을 만들어 면역 치료 약물이 종양에 더 오래 머물 수 있도록 하기 위해 면역 치료에서 몬타나이드 ISA 51 또는 하이드로겔(Hydrogel)을 사용합니다. 친수성 약물을 종양, 특히 절제되지 않은 종양에 단독으로 주입하면 종양 미세 환경에서 약물이 쉽게 빠져나옵니다. 종양에서 혈류 증가가 종종 관찰되어 씻어내는 효과가 발생하기 때문입니다. 절제된 종양에 약물을 주입할 때 절제로 인해 혈류가 중단되거나 감소되기 때문에 약물 유실이 덜 관찰되며, 이는 절제의 또 다른 이점입니다. 하지만 절제술을 하더라도 종양에 주입된 면역 치료제가 천천히 방출되고 약물이 오래 유지되도록 도와주는 물질을 사용하는 것이 더 효과적이라고 생각합니다.

이 책의 참고 목록에서 찾을 수 있는 과학적 세부 사항을 너무 많이 설명하지 않겠습니다(이 책의 참고 목록에서 찾을 수 있습니다). 암 절제 백신(AblationVax™) 시술의 기본 과정은 냉동 절제술을 통해 종양을 죽이는 동시에 면역 체계를 자극하고 백신 보조제와 면역 관문 억제제를 절제 부위에 직접 주입하여 효과적인 항암 면역 반응을 저해하는 암세포의 면역억제 과정을 차단하는 것입니다. 이 과정은 암세포가 퍼져 있는 암 환자에게 백신과 같은 역할을 하여 말 그대로 효과적인 종양 '백신'을 만드는 것입니다. 이 시술의 효과는 절제 부위에서 암을 제거하는 것뿐만 아니라 몸 전체의 모든 유형의 암세포에 대한 완전한 항암 면역 반응을 유도합니다. 본질적으로 환자 자신의 종양이 체내에서 백신 반응을 일으키는 데 사용됩니다. 대부분의 외부에서 투여되는 백신과 달리, 자신의 종양으로 만든 백신은 자신에게 특화된 백신으로, 자신의 종양에서 생성되는 다양한 암 항원 덕분에 면역 체계가 광범위한 항원 다양성을 통해 정보를 얻게 된다는 것을 의미합니다. 암은 암 항원을 변형하고 위장해 숨으려고 하지만, 암 절제 백신(AblationVax™)이라고 불리는 이 시술은 면역 체계에 다양한 암 항원을 제공하여 암세포가 면역 체계를 피하기 어렵게 만들 수 있습니다. 이러한 암 항원의 다양성으로 인해 암 절제 백신은 일반적으로 단일 암 항원을 치료 대상으로 하는 기성 암 백신이나 면역 치료법(예: 초기 CAR-T)과 차별화되고 우수합니다. 이는 범죄 용의자의 사진만 가지고 있을 때와 사진, 지문, DNA, 키, 몸무게, 흉터/문신 등을 모두 가지고 있을 때 수사에 차이가 나는 것과 같습니다. 용의자에 대한 식별 정보가 많을수록 용의자를 찾을 가능성이 높아집니다. 암세포는 일반적으로 면역 체계를 회피하기 위해 항원을 숨기는 메커니즘을 가지고 있지만, 이로 인해 암 절제 백신 치료에 대처하기가 더 어려워집니다.

이 기술은 암 환자에서 훌륭한 초기 치료반응을 보였으며 거의 매달 새로운 면역요법 약물 조합을 개발하고 있습니다. 저는 냉동 절제술과 면역 치료제의 올바른 조합이 많은 암 환자를 치료할 수 있다고 확신합니다. 그러나 면역요법이나 냉동 절제술을 단독으로 사용하면 병용할 때보다 훨씬 효과가 떨어진다는 점을 이해하는 것이 중요합니다. 면역요법 단독이 효과가 없거나 냉동 절제술 단독이 실패한다고 해서 환자가 완치될 수 없다는 의미는 아닙니다. 면역관문 억제가 면역 체계의 '브레이크'를 제거한다면, 냉동 절제술은 '가속페달'을 밟는 것과 같습니다. 최상의 결과를 얻으려면 두 가지 방법을 동시에 수행해야 합니다. 그래야만 환자의 면역 체계가 올바른 방향으로 움직일 수 있습니다. 또한 새로운 면역요법 약물 조합이 개발됨에 따라 항암 면역 반응을 자극하기 위한 냉동 절제술의 필요성이 낮아질 수 있습니다.

다음 장에서는 종양에 주입되는 새롭고 흥미로운 면역요법 약물 조합에 대해 자세히 알아보겠습니다. 이러한 면역 치료제 조합은 면역 치료를 완전히 새로운 차원으로 끌어 올리고 있습니다.

CHAPTER 05

Intra-tumoral Immunotherapy 'The Cure is Within You'

종양 내 면역요법: 암 치료제는 당신 안에 있다!

면역 체계가 암을 공격하는 방법을 배우기 가장 좋은 곳은 종양 내부입니다. 새로운 면역 치료제는 강력한 효과가 있지만, 종양 미세 환경 내부라는 적절한 장소에 사용할 때 더 효과적입니다. 미국 식품의약국(FDA)에서 승인된 면역 관문 억제제는 많은 동물 연구와 일부 제한된 인체 연구를 거쳤습니다. 이러한 면역항암제 중 일부, 특히 항 CTLA-4 항체와 항PD-1 항체의 결과는 매우 희망적입니다. 또한, 면역항암제 연구 커뮤니티는 이러한 분야를 넘어 더 흥미로운 새로운 면역 치료제 개발 분야로 나아가고 있습니다.

2018년 1월 말, 스탠퍼드 대학교 연구진은 면역 치료제와 OX40 활성화 항체(OX40 agonist antibody), 톨 유사 수용체 작용제(Toll-like receptor agonist)를 함께 종양에 직접 주사한 연구 결과를 발표했습니다. 모든 쥐가 완치된 놀라운 결과를 바탕으로 인간을 대상으로

한 흥미로운 연구가 진행 중에 있습니다. 저희도 이미 유사한 조합을 사용한 연구를 진행하고 있었습니다. 옵디보(Opdivo), 키트루다(Keytruda), 여보이(Yervoy) 같은 면역 관문 억제제를 이용한 전신 치료는 이제 막 시작 단계에 불과합니다. 앞으로는 이러한 다양한 면역 치료제를 조합하여 종양에 직접 주사하는 치료법이 면역 치료의 최종 단계가 될 것입니다. 면역 치료제의 종류가 너무 다양하기 때문에 모든 면역 치료제에 대해 설명하기는 어렵지만, 이 장에서는 가장 중요한 면역 치료제와 거의 즉각적인 임상 적용이 가능한 면역 치료제에 대해 중점적으로 다룰 것입니다.

OX40 작용제(OX40 Agonist)

OX40 수용체(CD134라고도 함)는 종양 괴사 인자 수용체 슈퍼 패밀리(Super family: 공통된 구조적 및 기능적 특징을 공유하는 관련 단백질의 대규모 그룹)의 일부입니다. OX40 수용체는 공동 자극 분자로서 활성화된 T세포와 항원 제시 세포에서 발현됩니다. 이 수용체에 대한 작용은 항 PD-1 항체 및 항 CTLA-4 항체와 같이 현재 널리 사용되는 많은 면역 치료제의 작용과는 반대의 작용을 합니다. 앞서 설명한 바와 같이, 항 PD-1 및 항 CTLA-4 면역항암제는 면역 체계에서 브레이크 역할을 하는 수용체를 차단합니다. 반면에 OX40 작용제는 가속페달과 비슷합니다. 실제로 OX40의 활성은 조절 면역 세포(브레이크)를 제거하고 T세포 활성화(가속페달)를 증가시키는 이중 기능을 가지고 있습니다. 오늘날 사용되는 기존의 면역 관문 억제제 치료법과 달리 OX40 작용제는 OX40 수용체를 차단하지 않고 대신 활성화시킵니다. 이러한 면역 수용체의 대부분은 다양한 위치에서 발견되며 위치에 따라 다른 기능을 할 수 있습니다. 마찬가지로 OX40 작용제(자극제)는 면역계의 활성화를 자극하는 동시에 조절(억제) 면역 세포와 결합하여 파괴한다는 두 가지 방식으로 작용합니다. 간단히 말해, OX40 작용제는 면역 체계에서 브레이크를 제거하는 동시에 가속페달을 밟는 역할을 합니다.

앞서 언급했듯이 스탠포드 연구는 언론의 큰 관심을 불러일으켰습니다. 이 연구는 몇 가지 중요한 점을 시사하는데, 그 중 하나는 성공적인 치료 결과를 얻기 위해서는 약물의 조합이 필요하단 점입니다. 이 연구에서는 톨유사수용체(TLR) 작용제와 OX40 작용제의 조합을 사용했습니다. 또 다른 중요한 점은 종양 내 면역 치료 약물 주입(injection into the tumor)도 필수적이라는 것입니다. 이 연구에 사용된 약물 중 일부는 전신 투여 시 인체에 치명적이기 때문에 종양에 직접 주입하면 필요량을 줄일 수 있어 치료 비용을 절감할 수 있는 장점이 있기 때문입니다. 이는 오늘날 면역 관문 억제제를 전신 투여하는 일반적인 면역요법 치료 환경에서 정부 보건의료 시스템이 환자의 암 치료 비용을 지원할 수 없기 때문에 중요한 의미를 갖습니다.

현재 스탠퍼드 대학교에서 진행한 쥐 실험에서와 마찬가지로 면역관문 활성화제인 OX40 작용제와 면역 증강제인 CpG를 종양에 주입하여 다양한 유형의 암 환자를 치료하고 있습니다. 결과는 매우 인상적이었습니다. 하지만 스탠포드 연구와 달리 저희는 환자들에게서 더 나은 결과를 얻기 위해 CTLA-4 억제제인 여보이를 추가했습니다. 우리는 올해 초기 결과를 발표하고 출판할 계획입니다.

톨 유사 수용체 작용제(TLR: Toll-Like Receptor Agonist)

톨유사수용체(TLR)는 각종 비특이적 병원체와 위험 물질을 인식할 수 있는 단백질입니다. 한편, 앞서 언급했듯이 T세포와 같은 면역세포의 면역 반응은 매우 특이적이어서 공격하는 세포와 병원체의 매우 특이한 부분을 인식하고 공격합니다. 하지만 이런 일이 일어나기 위해서는 먼저 면역 반응이 자극되고 촉발되어야 합니다. TLR은 선천성 면역 반응(Innate immunity)으로 알려진 초기 면역 반응에 관여합니다. 새로운 병원체, 즉 암 환자의 경우 암이 인식되면 면역 체계는 치료를 위해 특별히 표적으로 삼지 않고 위험하다고 판단되는 모든 대상을 일반 표적으로 인식합니다. 그런 다음 선천성 면역 반응은 적절한 자극에 의해 보다 효과적이고 구체적인 적응성 면역 반응(Adaptive immunity)으로 전환될 수 있습니다. 이러한 선천면역과 후천면역의 과정을 이해하는 가장 좋은 방법은 자동차에 비유하는 것입니다. 앞서 설명한 다른 면역 치료제가 면역 체계에서 브레이크를 떼고 가속페달을 밟는 것과 같다면, TLR을 자극하는 것은 열쇠를 돌려 자동차의 시동을 거는 것과 같습니다. 차가 시동이 걸리지 않는다면 브레이크를 떼고 가속페달을 밟아도 소용이 없습니다.

면역 체계의 시동이 걸리지 않는 것은 전통적인 면역 치료 약물 또는 면역 관문 억제제가 치료에 실패하는 주요 원인입니다. 기존의 면역 관문 억제제를 사용한 면역요법은 자동차의 시동을 거는 과정을 무시합니다. 면역 치료가 성공하려면 면역 치료제의 올바른 조합을 올바른 순서대로 투여해야 합니다. 연구에 따르면 면역요법을 잘못된 순서로 투여하면 향후 성공적인 항암 면역 반응에 부정적인 영향을 미칠 수 있습니다. 먼저 종양을 인식할 수 있도록 면역 체계를 자극해야 합니다.

앞서 언급한 스탠포드 암 백신 연구가 좋은 예시입니다. 이 연구에서 연구자들은 TLR 작용제로 면역 반응을 시작한 다음 OX40 작용제로 면역 반응을 더욱 활성화시켰습니다. 이러한 조합은 매우 효과적인 것으로 밝혀졌습니다.

효과적인 항암 면역 반응을 위해서는 면역 체계가 암을 인식할 뿐만 아니라 암세포가 신체에 위험하므로 제거해야 한다는 사실도 인식해야 합니다. TLR 작용제의 한 가지 중요한 점은 투여 부위에서 면역 반응을 일으킨다는 것입니다. 즉, TLR 작용제는 경구 또는 정맥주사(IV)를 통해 전신에 사용할 수 없으므로 종양 부위에 직접 투여해야 합니다. 앞서 언급했듯이 대부분의 제약 회사는 약물의 전신 투여를 선호합니다. 전신 투여가 종양에 직접 주사하는 것보다 쉽고, 대부분의 암 치료를 담당하는 종양 전문의가 종양에 직접 약물을 주입하는 훈련을 받지 않았기 때문입니다. 무엇보다도 종양에 약물을 주입하는 것은 전신 투여보나 관련 임 산업 종사자들의 경제적인 수익이 적다는 점이 가장 큰 문제입니다. FDA에서 승인한 국소 TLR 작용제인 이미퀴모드(Imiquimod)는 알다라(Aldara)는 제품명으로 판매되고 있습니다. 이 약은 특정 피부암에 사용되며 유방암에 국소적으로 사용하기 위해 평가 중입니다. 스탠포드 연구에서는 TLR 9 작용제인 CpG(제품명: 아주반트)와 TLR 7/8 작용제인 레시퀴모드(Resiquimod)를 종양에 직접 주입했습니다. CpG는 특정 박테리아에서 다량으로 발견되는 짧은 단일 가닥 DNA입니다. 면역 체계가 CpG를 위험한 것으로 인식하면 면역 반응을 활성화하는 데 도움이 됩니다. CpG는 100년 전 콜리 박사가 암에 대한 면역 반응을 지원하기 위해 죽은 박테리아를 종양에 주입하는 데 사용한 '콜리 독소(Coley's toxins)'의 주요 성분으로 간주됩니다. 다시 말해, CpG는 콜리 독소의 정제된 버전이라고 생각할 수 있습니다. 이처럼 TLR 작용제는 항암 면역 반응을 유발하는 데 매우 중요합니다. 그러나 대부분의 경우 TLR 작용제만으로는 적절한 항암 면역 반응을 일으키기에 충분하지 않습니다. 항암 면역 반응을 다음 단계로 끌어올리기 위해 필요한 무언가가 빠진 것입니다. 궁극적으로 이 연구 결과는 TLR 작용제의 초기 항암 면역 반응을 지속적인 암 치료로 전환하기 위해서는 여러 면역 치료제가 필요하다는 것을 시사합니다. 적어도 일부 암 유형에서 OX40 작용제는 TLR 작용제의 지속적인 항암 효과를 지속시키는 면역 치료 성분 중 하나가 될 수 있습니다.

암과의 전쟁에서 중요하지만 잊혀진 측면 중 하나는 면역 체계의 병력을 적재적소에 배치하는 것입니다. 종양 병변 주변에 면역 체계라는 병력이 없으면 이를 활성화하는 것은 소용이 없습니다. 이것이 전통적인 면역요법이 효과가 없는 주된 이유 중 하나인 종양 미세 환경에 면역 세포가 부족하기 때문입니다. 종양 미세 환경에 면역 세포가 존재할 때 우리는 이를 '염증 또는 뜨거운 종양 환경(inflamed or hot tumor environment)'이라고 부르며, 면역 치료의 예후가 좋습니다. 반면에 면역 세포가 없는 경우 '면역 사막 또는 차가운 종양 환경(immune desert or cold tumor environment)'이라고 부르며 예후가 좋지 않습니다. 따라서 효과적인 면역 치료를 위해서는 면역 세포를 종양으로 끌어들이는 신호가 필요합니다. 면역 세포가 아무 이유 없이 종양 병변으로 이동하는 것이 아니기 때문에 종양 주변 혈관의 내피세포가 면역 세포를 끌어들여야 한다는 뜻입니다. 그러나 종양 미세 환경에서는 종양이 국소 혈관 성장을 조절하기 때문에 종양은 면역 반응을 피하고 생존하기 위해 면역 세포를 끌어들이지 않는 혈관을 만들어냅니다. 실제로 종양에는 종양을 보호하고 종양을 공격하려는 효과기 T 세포를 파괴하는 조절 세포를 끌어당기는 혈관을 가지고 있습니다. 기본적으로 종양은 종양 미세 환경이라고 불리는 영역의 도로(혈관)를 제어하여 종양을 파괴하려는 적을 차단할 수 있습니다. 이것은 암 환자의 면역 체계에 대한 또 다른 문제입니다. 「종양 혈관의 면역 조절: 탱고를 추려면 둘이 필요하다.」라는 제목으로 면역학 동향에 실린 요한슨-퍼시벌(Johansson-Percival) 연구진의 논문은 종양 미세 환경의 면역 조절 과정에 대한 현재 이해에 대한 훌륭한 개관을 제공합니다. 이 연구를 언급하는 이유 중 하나는 면역 자극제인 CpG로 인한 종양 혈관의 초기 변화가 면역 세포를 종양 미세 환경으로 끌어들이는 데 도움이 된다는 사실을 입증했기 때문입니다. 기차를 타고 있는데 정거장에서만 내릴 수 있다고 상상해 보십시오. 암은 공격 면역세포들이 내릴 정거장이 없는 혈관을 만들도록 지시합니다. 반면에 CpG는 면역 세포가 종양에서 내릴 수 있도록 정거장을 만드는 데 도움을 줍니다. 일반적인 면역 치료제는 면역 체계를 최대한 자극할 수 있지만, 면역 세포가 종양에 도달하지 못한다면 치료는 효과가 없습니다. 이 사실은 CpG 종양 내 주입의 중요성을 더욱 강조합니다.

요한슨-퍼시벌 연구진의 연구에서 면역 세포를 종양 미세 환경으로 유인할 수 있는 또 다른 면역요법 성분으로 저용량 항 VEGF 약물인 베바시주맙(Bevacizumab, 제품명: 아바스틴)이 언급되었습니다. 이에 대해서는 책의 후반부에서 더 자세히 설명하겠습니다.

스팅 작용제(STING Agonist: Stimulator of Interferon Genes)

STING(인터페론 유전자 자극기)은 바이러스와 같은 병원체에 감염된 세포에서 흔히 발견되는 외부 핵산(DNA/RNA) 조각을 인식하는 단백질 수용체입니다. 이러한 외부 핵산이 인식되면 인터페론과 같은 면역 자극 사이토카인이 방출되어 선천성 면역 반응이 촉발됩니다. 이 면역 반응은 앞서 언급한 TLR 작용제와 많은 유사점을 가지고 있으며, '콜리 독소'에 대한 면역 반응과 일부 겹치는 부분이 있습니다. 이러한 스팅 작용제는 초기 면역 반응을 활성화하여 결국 적응 면역 반응의 면역 세포인 T 세포를 준비시킵니다. 앞서 언급했듯이, T세포 반응은 보다 암에 특이적이고 지속적인 항암 면역 반응을 유도합니다. 현재 승인된 면역 치료제인 항 PD-1 항체와 항 CTLA-4 항체는 주로 T 세포를 활용하여 항암 면역 반응을 일으킵니다. 다시 말하지만, T세포가 국소 종양 미세 환경에 의해 유인되고 자극되지 않으면 FDA 승인을 받은 인기 있는 면역항암제는 효과가 없을 가능성이 높습니다. 이러한 이유로 TLR 및 스팅 작용제와 같은 초기 선천성 면역 반응을 자극하는 인자가 많은 관심을 받고 있습니다. 초기 면역 반응을 유도하지 않고 현재의 면역 관문 억제제를 사용하는 것은 말 앞에 수레를 놓는 것과 같습니다. 또한 앞서 언급한 TLR 작용제, CpG와 마찬가지로 스팅 작용제는 종양 혈관계에 변화를 일으켜 종양 환경에 면역 세포의 유입을 증가시킬 수 있습니다. 이는 T세포를 가득 실은 기차가 정차할 수 있는 새로운 '기차 정류장'을 만드는 것과 같습니다.

마이애미 대학교의 글렌 바버(Glen Barber) 박사는 2008년에 스팅을 발견하고 스팅이 없는 실험용 쥐가 바이러스 감염에 매우 취약하다는 것을 보여주었습니다. 이후 UC 버클리의 러셀 밴스(Russell Vance) 박사는 박테리아에서 발견되는 사이클릭 디구아닐레이트 모노포스페이트(Cyclic diguanylate monophosphate)가 스팅을 활성화하고 초기 선천성 면역 반응을 유발한다는 사실을 2011년 Nature에 발표했습니다. 이후 텍사스 사우스웨스턴 대학교의 쯔지엔 첸(Zhijian Chen)이 발견한 바와 같이, 사이클릭 디구아닐레이트 모노포스페이트는 박테리아 핵산

조각을 원형으로 연결하여 스팅을 자극하는 효소입니다. 반면에 인간의 DNA는 핵에 위치하며 스팅 반응을 일으키지 않습니다. 이러한 사실을 바탕으로 연구자들은 현재 합성 고리형 디뉴클레오티드(CDN) 또는 기타 소분자를 사용하여 스팅을 활성화하는 방법을 연구하고 있습니다. 또한 TLR과 스팅 작용제의 조합이 항암 면역 반응을 강화하는 것으로 보인다는 동물 연구 결과도 있습니다. 분명히 스팅 작용제는 암 면역 치료에서 밝은 미래를 가질 수 있지만, 현재로서는 TLR 작용제만큼 발전하지 못했습니다. 제약 회사들은 전신 투여가 가능한 스팅 작용제를 개발하기를 희망하고 있지만, 초기 연구에 따르면 종양에 주사할 때 가장 효과적이라는 것이 밝혀졌습니다. 저는 TLR 작용제와 스팅 작용제를 OX40 작용제와 같은 다른 면역 치료제와 함께 종양에 직접 투여하는 것이 가장 효과적인 방법이 될 것이라고 생각합니다.

스팅 작용제에 대한 주목할 만한 점 중 하나는 사람과 쥐는 서로 다른 스팅 수용체를 가지고 있다는 것입니다. 연구자들은 실험용 쥐를 대상으로 DMXAA라는 스팅 작용제를 연구했는데, 쥐 실험에서는 매우 성공적인 것으로 보였으나 사람 대상 실험에서는 효과가 좋지 않았습니다. 그 결과 DMXAA와 같은 물질은 쥐의 스팅에만 결합할 수 있다는 사실을 깨닫게 되었습니다. 반면에 합성 고리형 디뉴클레오티드(CDN)는 사람과 쥐 모두에서 스팅을 활성화했습니다. 그러나 연구자들은 종양에 주사하는 것 이외의 방법으로 투여할 수 있는 다른 저분자 분자를 찾기 위해 여전히 노력하고 있습니다. 그 이유를 이해하지만, 종양 내 주입은 여전히 스팅 작용제 및 TLR 작용제와 같은 선천성 면역 반응을 유도하는 약물을 투여하는 가장 안전하고 효과적인 방법이 될 것입니다. 터프츠 대학교의 라킨(Larkin)과 연구진은 고용량의 스팅 작용제가 기대했던 효과와 정반대의 결과를 가져와 T세포 사멸을 유발할 수 있다는 사실을 밝혀냈습니다(J. Immunol. 2017, DOI: 10.4049). 전신 투여를 통해 충분한 약물이 종양에 도달하려면 고용량이 필요하지만, 고용량의 T 세포 사멸 부작용으로 인해 약물을 경구 또는 정맥(IV)으로 투여하는 것이 어렵습니다. 이러한 사실은 종양 내 투여가 더 효과적이고 안전하다는 주장을 뒷받침합니다.

2018년 10월, 짱(Zhang) 연구진은 「인간 스팅 작용제로서의 알파 망고스틴의 검증」이라는 흥미로운 논문을 발표했습니다. 이 연구에서 망고스틴이 종양을 보호하는 역할을 하는 종양 관련 대식세포(TAM)를 종양을 공격하는 대식세포로 전환하는 데 도움이 될 수 있다고 설명했습니다. 종양 관련 대식세포(TAM)는 종양에 대한 면역 저항(Immune resistance)을 유발하는 또 다른 핵심 요소입니다. 망고스틴은 망고스틴나무(*Garcinia mangostana*)의 열매에서 발견됩니다. 망고 열매와는 다르므로 혼돈하지 마십시오. 이 잠재적으로 매우 중요한 항암 성분이 천연 과일에서 나온다는 점은 좋지만, 과일 형태로 섭취했을 때 줄기세포 자극제로서 효과가 있는지는 불분명합니다. 만약 과일에 항암 효과가 있다면, 그것은 아마도 스팅 작용제로서의 효과 이외의 다른 이유 때문일 것입니다.

2014년 오하이오 주립대학교의 파비올라 구티에레즈 오로스코 박사(Dr. Fabiola Gutierrez Orozco)가 발표한 논문에 따르면, 경구 투여된 망고스틴 추출물은 박테리아 다양성을 감소시키고 염증을 증가시켜 장내 미생물에 부정적인 영향을 미칠 수 있다고 합니다. 이는 면역 세포를 끌어들이는 직접적인 염증 반응 때문일 수 있습니다. 이러한 면역 반응은 종양 환경에서는 필요하지만 대장과 같은 다른 신체 부위에서는 반드시 필요한 것은 아닙니다. 따라서 저는 불필요한 전신 면역 반응을 피하기 위해 면역 치료제의 종양 내 직접 주입을 더 옹호합니다.

종양 내 주입을 통한 백신, 바이러스 및 백신 보조제

종양에서 항암 면역 반응을 유도하는 다양한 기술이 존재합니다. 어떤 경우에는 다른 질병을 예방하기 위해 접종한 백신이 의도치 않게 종양의 항암 면역 반응을 촉진할 수 있는 것으로 알려져 있습니다. 2005년 3월, 마이어스(Myers) 연구진은 「난소암 치료용으로 승인된 유행성이하선염 및 홍역 백신의 종양 용해 활성」이라는 논문을 발표했습니다. 이 논문은 시판 중인 두 가지 파라믹소바이러스 백신(Paramyxoviral vaccine)인 모라텐 홍역 백신(Moraten measles)과 제릴 린 볼거리 백신(Jeryl Lynn mumps)이 면역 결핍 생쥐의 복막에 이식된 인간 난소암에 항암 효과를 나타냈다고 주장했습니다. 또한, 메이요(Mayo) 클리닉의 갈라니스(Galanis)와 연구진이 2015년 1월 암 연구(Cancer Research) 저널에 발표한 연구에 따르면 에드먼스턴(Edmonston) 홍역 백신은 난소암 치료에 효과적이며, 이전에 광범위한 화학요법을 받은 16명의 환자에서 생존 기간을 26.5개월로 연장하는 것으로 나타났습니다. 메이요 클리닉의 미사우엘(Msaouel)도 에드먼스턴 홍역 백신의 항암 작용에 대해 보고했습니다. 이 백신은 홍역 백신의 구형 버전입니다.

이상하게도 앞서 언급한 연구가 발표된 무렵 이 백신을 찾기가 더 어려웠는데, 미국에서는 판매가 중단된 것으로 보입니다. 현재 이 백신을 대신하여 MMR 백신(홍역, 볼거리, 풍진)이 사용되고 있습니다. 이러한 현상의 시기적 우연성에 대해서는 추측하지 않을 것입니다. 그러나 이러한 백신이 다른 면역 치료제와 함께 사용되면 비록 연구가 불완전하더라도 암 치료의 성공률을 높일 수 있다고 확신합니다.

2018년 7월, 의학 학술지 JAMA 피부학 저널(JAMA Dermatology)

에 멕켄지와 니콜스(Mckenzie, Nichols)가 발표한 연구에 따르면 97세의 피부 편평상피세포암 환자가 인유두종바이러스(HPV) 백신인 가다실(Gardasil)을 여러 차례 투여받은 후 성공적으로 암을 치료한 사례가 소개되었습니다. 백신을 먼저 팔에 주사하여 면역 반응을 일으킨 다음 종양에 직접 주사했습니다. 이 연구는 백신을 투여받지 않은 병변도 치료되었다는 사실도 언급했습니다. 항암 면역 반응을 촉진하기 위해 종양에 직접 주사할 수 있는 바이러스와 바이러스 기반 유전자 치료법이 많이 존재합니다. 대부분의 암 치료법과 마찬가지로 이러한 치료법만으로는 대부분의 환자를 완치할 수 없지만, 적절한 면역 치료제와 함께 사용하면 암 치료에 유의미한 개선을 가져올 수 있습니다.

또한 백신과 마찬가지로 면역 치료 약물 조합이 효과를 발휘하려면 일반적으로 백신 보조제로 알려진 운반체가 필요하다는 점도 언급할 가치가 있습니다. 백신 보조제는 항암 면역 반응을 생성하는 데 중요한 역할을 합니다. 저희 연구에서는 몬타나이드 ISA 51 (Montanide ISA 51)또는 사포닌 기반 백신 보조제를 사용하며, 때로는 젤 전달 방식을 사용하기도 했습니다. 이 치료 조합의 목적은 면역 세포로의 항원 전달을 향상시킬 뿐만 아니라 면역 치료 약물이 종양 환경에서 지속적으로 작용할 수 있는 느린 방출 제형을 만드는 것이 목적입니다. 몬타나이드 ISA 51은 물과 오일의 혼합물인 백신 보조제로, 항원 전달을 향상시키기 때문에 여러 백신의 보조제로 사용됩니다. 백신 보조제의 메커니즘은 오일 성분이 약물을 용해시켜 약물이 천천히 방출되는 시스템을 만드는 것입니다.

또 다른 유망한 종양 내 면역요법으로는 종양 내에서 인터루킨 12(IL-12)의 형성을 증가시키는 유전자 치료가 있습니다. 인터루킨 12

는 자연 살해 세포(NK 세포)와 공격적인 세포독성 T 세포를 활성화시킬 수 있습니다. 이와 관련하여 종양의 플라스미드(Plasmid, 염색체와 독립적으로 세포에 존재하며 독립적으로 증식할 수 있는 DNA)에 인터루킨 12의 생산을 증가시키는 유전자를 주입하는 연구가 진행 중입니다. 또는 유전자를 바이러스에 넣고 바이러스를 종양에 주입할 수도 있습니다. 이 경우 바이러스 자체와 유전자에 의한 IL-12 생산 증가가 모두 암에 대한 항암 면역 반응을 촉진할 수 있습니다.

그 외에도 여러 가지 다른 면역 치료제가 연구되고 있으며, 모두 단독으로 또는 앞서 설명한 다른 약물과 함께 사용할 수 있는 뛰어난 잠재력을 가지고 있습니다. 제가 특히 관심을 갖고 있는 것은 CD27, CD40, CD137(4-1BB) 작용제입니다. 현재 이러한 작용제를 연구하고 있으며 다른 면역 치료제와의 조합을 검토하고 있습니다. 앞서 말했듯이 우리는 이미 암 치료에 필요한 대부분의 무기를 보유하고 있으며, 효과적인 암 치료를 위해 사용할 올바른 조합에 대해 더 많이 배우기만 하면 됩니다.

이 장에서 살펴본 바와 같이, 종양에 직접 주사하여 항암 면역 반응을 자극하는 다양한 치료법이 있습니다. 이러한 면역 치료제는 기존의 면역 관문 억제제와 같은 전통적인 면역요법과 함께 암 치료에 매우 효과적일 수 있습니다. 또한 종양에 직접 주사하기 때문에 전신 투여에 비해 치료 횟수, 부작용, 전체 치료 비용을 줄일 수 있다는 점이 장점입니다.

CHAPTER 06

Other Important Immunotherapy Targets and Therapies

기타 중요한 면역요법 치료 표적과 치료제들

전환성장인자 베타(TGF-β: Transforming growth factor-beta)

TGF-β는 항암 면역 반응에 관여하는 중요한 사이토카인(세포에서 분비되는 생리 활성 인자로 세포 간 신호 전달, 행동 조절, 면역 반응 조절에 관여하는 물질)입니다. 기본적으로 TGF-β는 암세포를 공격하는 면역 세포를 억제하여 암세포를 보호하는 조절 면역 세포로 전환하는 역할을 합니다. TGF-β는 또한 암세포가 체내에서 이동하는 데에도 관여합니다. TGF-β는 암세포뿐만 아니라 암세포를 둘러싼 결합 조직인 기질세포(Stroma cell)에서도 생성됩니다. TGF-β는 항암 면역 반응을 억제하고 암세포의 전이를 증가시키며 혈관 내피 성장 인자(VEGF)와 같은 성장인자를 자극하여 혈관 신생을 촉진하고 암의 공격성을 증가시킵니다. 앞장에서 언급했듯이, 종양의 면역세포 침투 정도에 따라 종양을 소위 '뜨거운(hot)' 종양 또는 '차가운(cold)' 종양으로 분류할 수 있습니다. 면역 세포 침윤이 없는 '차가운' 종양은 면역 치료에 반응할 가능성이 낮다는 것을 알고 있습니다. 2018년 5월에 로스(Ros)가 Trends in Cancer 학술지에 발표한 연구에 따르면 TGF-β를 차단하는 것이 '차가운' 종양을 '뜨거운' 종양으로 바꾸는 핵심 요인이 될 수 있다고 합니다. 그러나 TGF-β의 일부 측면이 항암 면역 반응을 촉진할 수 있기 때문에 TGF-β를 완전히 억제하는 것이 최선의 방법은 아닐 수도 있습니다. 최근 TGF-β 수용체 억제제와 같은 약물은 잠재적인 항암 효과를 감소시키지 않으면서 TGF-β에 더 특화된 항암 면역 반응을 유도하기 위해 연구가 진행되고 있습니다. 2018년 4월, 가네쉬(Ganesh)는 면역 분야 최고 국제 학술지인 Immunity에 면역 관문 억제제와 TGF-β 억제제를 병용 투여한 결과 실험용 쥐의 암이 완전히 완치되었다고 보고했습니다.

아직 더 많은 연구가 필요하지만 수술, 생체 조직 검사, 절제술, 방사선 치료가 TGF-β 생성을 증가시켜 항암 면역 반응을 더욱 억제할 수 있다는 일부 증거가 있습니다. 저희는 절제와 관련된 이러한 부정적인 영향을 최소화하기 위한 치료법을 연구하고 있습니다. 또한, 면역 체계에서 TGF-β의 전반적인 중요성을 고려할 때 암 면역 치료에서 TGF-β 수용체 억제제는 중요한 치료제가 될 것이며, 이에 대한 연구를 활발히 진행 중입니다.

TGF-β는 혈액에서 측정할 수 있는 유용한 생체 지표입니다. 저온생물학회지(Cryobiology) 2016년 5월호에 실린 왕성신(Sheng-Shin Wang) 연구팀에 따르면, 전립선암 냉동 절제술 후 TGF-β 수치가 상승하면 암 재발 위험이 증가하기 때문에 치료 전후에 TGF-β 수치를 모니터링하는 것이 유용할 수 있다고 합니다. 따라서 면역요법 치료의 영향을 평가하는 방법으로 치료 전후에 TGF-β 수치를 측정하는 것이 표준 방식으로 자리 잡았습니다.

TGF-β 억제제가 미국 식품의약국(FDA)의 승인을 받아 판매되기까지는 몇 년이 걸릴 것으로 보이지만, 여러 가지 천연 TGF-β 억제제가 존재합니다. 더 많은 연구가 필요하지만, 저는 다음과 같은 천연 TGF-β 억제제를 환자에게 추천합니다: 베르베린(Berberine), 커큐민(Curcumin), 캡사이신(Capsaicin), 녹차 추출물인 EGCG, 셀레늄(Selenium), 설포라판(Sulforaphane). 고용량의 EGCG는 드물게 간 손상을 일으킬 수 있으므로 주의해야 합니다. 블랙 커민 씨(Black cumin seed) 오일도 좋은 선택이며, 고혈압 치료제인 로사르탄(Losartan)은 종종 오프라벨로 처방되기도 합니다.

의학 논문에 보고된 천연 TGF-β 억제 성분들의 목록:

1. **커큐민**(강황 추출 성분)
   커큐민과 에모딘은 인간 자궁경부암 세포에서 TGF-β 신호 경로를 하향조질 한다. (Thacker, PLOS One, 2015년 3월)

2. **캡사이신**(고추 추출 성분)
   캡사이신은 퍼록시좀 증식 활성화 수용체 감마를 통한 TGF-β1/Smad 경로를 억제하여 디메틸니트로소아민에 의해 유도된 간 섬유증을 억제한다. (Choi, et al., J Agric Food Chem, 2018년 1월)

3. **녹차 카테킨 EGCG**(녹차 추출 성분)
   녹차 카테킨 성분인 에피카테킨-3-갈레이트는 인간 폐암 세포에서 TGF-β1에 의해 유도된 상피-중간엽이행을 회복시키고, 세포침윤과 프로테아제 활성을 억제한다. (Huang, SF, et al., Food Chem Toxicol, 2016년 8월)

4. **설포라판**(브로콜리 씨 추출 성분)
   설포라판은 활성산소종 의존 경로를 통해 TGF-β에 의해 유도된 간세포암 세포의 상피-중간엽이행을 억제한다. (Wu, J, et al., Oncol Rep, 2016년 5월)

5. **베르베린**(매자나무 열매 추출 성분)
   삼중음성 유방암 세포에서 베르베린은 TGF-β를 하향조절하여 세포의 이동성을 억제한다. (Kim, et al. Cellular Physiology and Biochemistry, 2018년 1월)

6. **셀레늄**
   달의 원소인 셀레늄이 지구에서 면역요법의 효과를 향상 시킨다. (Lennicke, et al.; Poster presentation SITC, 2017년)

기타 가능성 있는 TGF-β 억제 성분들의 목록:

7. **홍삼 오일**
   테스토스테론으로 유발된 성장기 진입 지연 C57BL/6 쥐에서의 홍삼 오일과 그 주요성분의 모발 재생 기전 (Truong, Molecules, 2017년 9월)

8. **티모퀴논**(블랙 커민 시드 오일)
   암 치료를 위한 잠재적인 보조요법으로서의 티모퀴논: 전임상 연구증거 (Mostofa, et al., Frontiers in Pharmacology, 2017년 6월)

TGF-β를 억제하는 오프라벨 약물:

9. **로사르탄**(Losartan)

로사르트탄이 SPARC-Null쥐의 췌장암 진행을 늦추고, 비정상적인 TGF-β 활성화를 무효화함으로써 생존 기간을 연장시킨다. (Arnold, PLoS One, 2012년 2월 14일)

집락 자극 인자1 수용체 (CSF1R: Colony-stimulating factor 1 receptor)

앞서 언급했듯이 종양 미세 환경의 면역 세포는 항암 면역 반응을 결정하는 데 중요한 역할을 합니다. 현재 승인된 대부분의 면역항암제는 주로 T세포에 초점을 맞춰 개발되었습니다. T세포는 항암 면역요법에서 중요하지만, T세포에만 초점을 맞춘 치료 접근법은 매우 1차원적입니다. 종양 미세 환경에는 T세포 외에도 임세포에 대한 항암 면역 반응을 억제하는 역할을 하는 종양 관련 대식세포(TAM)와 골수 유래 억제 세포(MDSC)와 같은 다른 유형의 면역 세포가 존재합니다. 즉, 우리 몸의 면역 체계는 암세포를 공격하는 능력과 암세포를 보호하는 능력을 모두 가지고 있습니다. 암세포를 보호하는 역할을 하기 때문에 암세포를 공격하는 면역 반응을 강화하기 위해서는 TAM과 MDSC를 제거하거나 비활성화해야 합니다. 현재 승인된 면역항암제의 약점 중 하나는 TAM과 MDSC에 효과가 없다는 것입니다. 바로 이 부분에서 CSF1R이 중요한 역할을 할 수 있습니다.

CSF1R을 차단하면 면역 세포의 기능이 암세포를 보호하는 것에서 암세포를 공격하는 것으로 재프로그램 될 수 있습니다. 또한, CSF1R을 차단하면 PD-L1과 CTLA-4의 발현이 증가하여 면역 체계가 PD-L1과 CTLA-4를 목표로 하는 기존 면역 관문 억제제에 더 민감하게 반응하게 됩니다. 이러한 메커니즘은 CSF1R 억제제와 면역 관문 억제제를 함께 사용하는 근거가 됩니다. 특정 종양에 대한 면역요법의 반응 가능성(면역원성)에 대해 일반화하기는 어렵지만, 일부 연구에 따르면 췌장암과 전립선암 치료에서는 CSF1R 억제제가 더 중요하다고 합니다. 향후에는 환자 종양의 CSF1/CSF1R 상태를 파악하여 CSF1R 억제제에 더 잘 반응할 것으로 예상되는 환자를 위한 맞춤형 치료를 선택할 수 있을 것으로 보입니다.

종양침윤 림프구(TILs: Tumor Infiltrating Lymphocytes)

종양 미세 환경에는 암세포를 인식하고 파괴하는 T 세포가 포함되어 있을 수 있습니다. 종양 침윤 림프구 치료의 기본 개념은 체내에서 암을 공격하는 면역 세포를 최대한 많이 확보하는 것입니다. 그런 다음 이 세포를 체외에서 자극하고 성장시켜 환자에게 다시 주입하면 암세포를 파괴할 수 있을 만큼 강력한 힘을 발휘할 수 있습니다. 이는 이미 어느 정도 성공을 거둔 치료 개념으로, 스티븐 로젠버그(Dr. Steven Rosenberg) 박사가 이 기술을 사용하여 진행성 유방암 환자의 암이 완전히 완치되었다고 Nature Medicine 2018년 6월호에 보고한 이후 더욱 주목받고 있습니다. 이 연구에서 암세포의 네 가지 돌연변이 단백질에 반응하는 종양 침윤 림프구를 환자의 혈액에서 채취하여 체외에서 배양한 후 환자에게 다시 주입하여 치료했습니다. 이는 유망한 기술이지만 여전히 몇 가지 단점이 있습니다. 첫 번째는 항암화학요법을 통해 환자의 면역 체계를 고갈시킨다는 점이고, 두 번째는 비용이 매우 비싸다는 점입니다. 이 치료의 이점을 과소평가하고 싶지는 않지만 종양 내 면역요법이 성공률과 실용성 측면에서 더 나은 잠재력을 가지고 있다고 생각합니다.

키메라 항원 수용체 T 세포 (CAR-T: Chimeric Antigen Receptor T Cells)

CAR-T 치료는 주로 혈액암에서 많은 관심을 받고 있습니다. FDA가 승인한 CAR-T 치료의 적응증은 미만성 거대 B세포 림프종(Diffuse large B cell lymphoma)과 재발성/난치성 B세포 전구체 급성 림프모구성 백혈병(Relapsed/Refractory B cell precursor acute lymphoblastic leukemia) 두 가지입니다. CAR-T 치료의 원리는 암세포 표면의 특정 항원을 인식할 수 있는 키메라 항원 수용체를 발현하도록 T세포를 유전적으로 조작하는 것입니다. 이 방법은 특정 암 항원이 표적으로 존재하는 혈액암에는 효과적이지만 대부분의 고형 암에는 효과적이지 않습니다. 대부분의 고형암에서는 암이 돌연변이 단백질의 발현을 숨겨 면역 세포의 공격을 회피할 수 있기 때문에 단일 돌연변이를 표적으로 하는 1차원적 치료법으로는 치료 효과를 얻을 수 없습니다. 또한 CAR-T 치료는 사이토카인 방출 증후군(CRS)과 같은 부작용과 관련이 있습니다. 그러나 11장에서는 CAR-T와 IL-1 차단제를 병용하여 이러한 부작용을 어느 정도 극복할 수 있다는 점을 설명하고자 합니다. 키메라 세포 기술이 발전함에 따라 이러한 치료법의 사용은 암 치료에 더 나은 미래를 가져올 것이며, 언론과 투자자들로부터 많은 관심을 받고 있지만, 환자에게 임상적으로 사용되기까지는 아직 많은 과제가 남아 있습니다. 또한 이 치료법들은 엄청나게 비싸기 때문에 많은 환자들이 치료를 받을 수 있는 여건이 제한되어 있습니다.

CHAPTER 07

The Effect of Traditional Cancer Treatments On the Cancer Immune Response —The Good, The Bad and The Ugly

기존의 암 표준 치료법이 항암 면역 반응에 미치는 영향: 좋은 점, 나쁜 점 그리고 불편한 진실

모든 암 환자는 기본적인 표준 암 치료법에 대해 잘 알고 있을 것입니다. 암이 조기에 발견되면 일반적으로 수술을 먼저 시행한 후 화학요법과 방사선 치료를 합니다. 암이 늦게 발견되거나 암이 조기에 치료되었지만 악화되어 진행된 경우에는 일반적으로 화학요법 또는 방사선 요법이 주를 이루며, 때로는 두 가지를 병행하기도 합니다. 저는 전통적인 교육을 받은 의사이지만 이러한 치료법을 선호하지 않습니다. 이러한 치료의 결과를 직접 확인한 결과 매우 실망스러웠기 때문입니다.

환자들은 부작용이 적으면서도 더 효과적인 치료법을 원합니다. 우리의 주요 목표는 다소 과격해 보이는 기존의 표준 치료법을 대체하는 것입니다. 오늘날 점점 더 많은 환자들이 의사의 권고를 맹목적으로 따르지 않고 기존 표준 치료의 유효성에 의문을 품고 있습니다. 그러나 암 업계 종사자들은 여전히 표준 치료법에서 벗어나는 것을 매우 주저하고 있습니다. 면역치료는 임상에서 빠르게 수용되고 있으며, 이 과정은 대부분 환자 주도로 이루어졌기 때문에 환자는 주로 광고를 보거나 성공 사례에 대해 들은 후 의사에게 면역 치료를 받을 수 있는지 문의합니다. 그러나 대부분의 경우, 면역 치료가 더 나은 결과를 가져올 것으로 예상되는 경우에도 종양 전문의는 기존의 화학요법과 방사선을 먼저 시도하고 면역 치료를 보류합니다. 제가 보기에 이것은 마치 "예, 더 나은 효과가 있는 약이 있지만 효과가 좋지 않은 약을 먼저 시도한 다음 나중에 효과가 좋은 약을 시도해보자"고 말하는 것처럼 들립니다. 게다가 "첫 번째 기존 약은 몸을 먼저 망가뜨리기 때문에 나중에 사용하는 면역요법의 효과를 떨어뜨릴 수 있다."라고 말하는 것 같습니다.

환자에게 이런 말을 하는 것은 말이 안 되는 일입니다. 에너지 업계가 석유에 집착하는 것처럼 의료계는 화학요법과 방사선에 집착하는 것 같습니다. 이런 이유로 의료 시스템의 변화는 더디게 진행되고 있습니다. 현재의 표준 암 치료법을 완전히 포기하면 암 산업에 경제적 위기를 초래할 수 있기 때문에 변화는 점진적으로 이루어질 것입니다. 마찬가지로 면역 치료는 암 산업에서 그 자체로 매우 큰 사업이 될 것입니다. 대형 제약사들은 이미 이러한 변화에 잘 적응하고 있지만 병원과 의사들은 여전히 뒤처져 있습니다.

암 산업에 대한 이야기는 여기까지 하고, 저희의 진정한 목표는 암 치료의 성공 가능성을 높이는 데 필요한 정보를 제공하는 것입니다. 그래서 질문은 "화학요법과 방사선을 면역요법의 장점으로 사용할 수 있는가?"입니다. 답은 "그렇다."입니다. "화학요법과 방사선이 면역요법에 해로울 수 있나요?" 대답은 역시 "예"입니다. 표준 암 치료와 면역요법 간의 상호 작용에 대해 아직 이해해야 할 것이 많지만, 최고의 시너지를 낼 수 있는 치료 조합을 선택하는 데 도움을 드리고 싶습니다. 현실적으로 기존 의료 시스템 내에서 대부분의 암 환자는 편의성이나 보험 적용의 이유로 화학요법을 받을 가능성이 높습니다. 따라서 이러한 상황을 최대한 활용하여 최상의 항암 면역 반응을 이끌어낼 수 있는 방법에 대해 이야기해 보겠습니다.

화학 항암요법과 항암 면역 반응

일반적으로 화학요법은 면역 체계를 억제합니다. 실제로 화학요법으로 인한 백혈구 수치 감소는 암 치료의 가장 흔한 부작용 중 하나입니다. 그러나 백혈구 수치 감소에도 불구하고 화학요법은 면역 자극 효과를 가질 수 있습니다. 이는 모순적으로 보이지만, 면역계에는 암세포를 공격하는 면역 세포와 암세포를 보호하는 면역 세포가 있기 때문에 암세포를 보호하는 면역세포(조절 T 세포 및 골수 유래 억제 세포)를 약화시키는 것이 전반적인 항암 면역 반응 측면에서 도움이 될 수 있기 때문입니다. 또한 화학요법으로 암세포를 죽이는 것은 적군의 수를 줄여 암이 면역 체계에 더 취약하게 만드는 것과 같습니다. 전쟁 중에 양쪽에서 동시에 사망자가 발생할 수 있지만 적군의 사망자가 더 많으면 결국 전쟁에서 승리할 수 있는 것과 같은 이치입니다.

그렇다면 화학요법이 면역력에 미치는 긍정적인 영향에는 어떤 것이 있을까요? 한 가지 효과는 면역원성 종양 세포 사멸(Immunogenic tumor cell death)이라고 하는데, 이는 항암 화학요법에 의해 사멸된 암세포에서 종양 항원과 위험 신호의 방출을 자극하는 메커니즘에 의해 항암 면역 반응이 증가하는 것을 말합니다. 이러한 방식으로 사멸한 종양은 항암 면역 반응을 촉진하는 데 도움이 될 수 있습니다. 또한 암은 성장하면서 직접 단백질을 생산하거나 자체 대사의 부산물로 많은 면역억제 물질을 생성합니다. 따라서 화학요법으로 암 성장을 직접 억제하면 이러한 종양 유래 면역억제 물질도 감소하여 면역 체계가 암세포를 더 쉽게 공격할 수 있습니다. 일부 특정 화학요법제는 이러한 방식으로 항암 면역 반응을 증가시킬 수 있으며, 이에 대해 더 자세히 논의할 것입니다. 화학요법으로 치료를 받을 예정이라면 위의 내용을 고려하여 항암 면역 반응을 증가시키는 보다 긍정적인 화학요법 옵션을 고려할 수 있습니다. 또한 화학요법을 받을 때 면역요법의 잠재적인 시너지 효과를 극대화하기 위해 노력해야 합니다. 대부분의 종양 전문의는 이러한 병용요법을 고려하지 않기 때문에 이러한 시너지 효과는 말처럼 쉽지 않습니다.

또한 저용량 수기적 화학요법 또는 메트로놈 화학요법(Metronomic chemotherapy)은 항암 면역 반응을 자극하는 데 더 효과적이라고 알려져 있습니다. 안타깝게도 종양 전문의가 일반적으로 화학 요법을 시행하는 방식은 아닙니다. 2017년 10월 13일, 국제 분자 과학 저널(International Journal of Molecular Sciences)에 「치료 저항성 암세포를 표적으로 하는 면역관문 억제와 메트로놈 화학요법의 병용」이라는 제목의 논문이 게재되어 메트로놈 화학요법이 젖산과 같은 면역 억제성 종양 대사 물질을 줄이고 종양 성장을 억제하는 방법에 대해 논의했습니다.

또한 이 조합은 종양 신생 혈관과 조절 면역 세포를 감소시키고 실제로 암세포를 지원하는 간질 조직을 억제합니다. 암 치료의 획기적인 발전으로 화학요법이 먼 과거의 이야기가 되기를 바라지만, 화학요법은 오늘날의 면역요법에서 여전히 유용할 수 있습니다. 특히 종양이 매우 크고 진행된 경우, 면역 체계가 버티고 반격할 수 있는 기회를 주기 위해 화학요법의 도움이 필요할 수 있습니다. 그렇지 않으면 빠르게 성장하는 진행성 암이 면역 체계를 압도하여 더욱 빠르게 성장하게 될 것입니다. 면역 체계와의 싸움에서 암은 대체로 상당히 앞서 나가기 때문에 화학요법은 면역 체계가 따라잡을 수 있도록 암의 진행 속도를 늦추는 데 사용됩니다. 화학요법이 필요한 경우 저용량 메트로놈 화학요법을 강력히 고려해야 합니다. 이는 암의 진행을 늦추고 항암 면역 반응을 높일 수 있습니다.

다음은 가장 보편적으로 사용되는 일부 항암제의 항암 면역 반응에 대한 설명입니다.

젬시타빈(Gemcitabine)

젬시타빈은 종양 세포 사멸을 유발하여 항암 면역 반응을 자극합니다. 또한, 젬시타빈은 조절 T 세포(Treg)와 골수 유래 억제 세포(MDSC)와 같은 조절 면역 세포를 감소시킬 수 있습니다. 자오(Zhao) 연구진이 2017년 1월 면역학 학술지(Immunology Letters)에 발표한 연구에 따르면 젬시타빈은 조절 T 세포를 감소시키고 TGF-β와 같은 면역억제 사이토카인을 감소시키는 반면 인터페론-감마와 같은 면역 촉진 사이토카인은 증가시키는 것으로 나타났습니다. 이 연구에는 실험실 쥐를 대상으로 저용량 화학요법이 사용되었습니다. 앞서 언급했듯이 젬시타빈의 항암 면역 반응 자극 효과는 저용량 화학요법을 자주 사용하는 메트로놈 화학요법으로 사용할 때 발생하는 것으로 보입니다. 보다 확실한 연구가 필요하지만, 이러한 항암 면역 반응 자극은 간헐적이고 고용량의 최대 허용 용량 항암 화학요법에서는 나타나지 않습니다.

5-플루오로우라실(5-FU)

항암제인 5-플루오로우라실은 동물 실험에서 저용량으로도 암 항원의 발현을 증가시켜 항암 면역 반응을 촉진하는 것으로 나타났습니다. 그러나 2016년 9월 20일 BMC 면역학(BMC Immunology)에 발표된 우(Wu) 연구진에 따르면 5-플루오로우라실을 반복 투여하면 T세포의 항암 면역 반응이 감소하는 반면, 단회 투여(single dose) 시에는 그렇지 않다고 보고했습니다. 즉, 대부분의 연구에서 저용량 또는 제한된 용량의 항암 화학요법이 항암 면역 반응을 향상시킬 수 있다는 것을 보여줍니다. 문제는 이러한 유형의 항암 화학요법을 사용할 의향이 있는 종양학자를 찾는 것입니다.

사이클로포스파미드(Cyclophosphamide)

저용량 사이클로포스파미드 화학요법도 항암 면역 반응을 촉진하는 것으로 나타났습니다. 2017년 11월 15일, Clinical Cancer에 발표된 Scurr와 연구진에 의한 연구에 따르면 저용량 사이클로포스파미드 치료는 전이성 대장암에서 항암 T세포 면역 반응을 유도하고 생존율을 높인다고 합니다. 2009년, 존스 홉킨스 병원의 레비(Levy) 연구진은 저용량 사이클로포스파미드가 국소 종양에 대한 냉동 절제술의 항전이 효과를 향상시킨다는 사실을 약리학 및 실험 치료학 저널(The Journal of Pharmacology and Experimental Therapeutics)에 발표했습니다. 이 연구에서는 사이클로포스파미드와 냉동 절제술을 병용했을 때만 전신 항암 면역 반응이 나타났고, 사이클로포스파미드 치료와 수술을 병행했을 때는 그렇지 않았습니다. 전이성 대장암 동물 모델에서 사이클로포스파미드와 냉동 절제술을 병용한 경우 생존율은 50%였으며, 수술 치료와 사이클로포스파미드 또는 냉동 절제술만을 병용한 경우 생존율은 0%였습니다. 저용량 사이클로포스파미드의 일반적인 투여량은 50mg을 격일로 경구 복용하는 것입니다. 사이클로포스파미드는 알약 형태로 제공되어 독성이 적고 사용이 편리합니다. 종종 냉동 절제술과 병용하여 사용합니다.

독소루비신(Doxorubicin)

독소루비신은 DNA 복제를 방해하여 작용하는 항암제입니다. 이 약물은 토양에서 발견되는 세균에서 추출되며 항암 항생제로 간주됩니다. 골수 억제와 탈모, 심장 독성 등의 부작용으로 인해 일반적으로 평판이 좋지 않습니다. 붉은색을 띠기 때문에 '붉은 죽음(Red death)'이라는 별명이 붙기도 합니다. 긍정적인 측면은 면역학적으로 면역 체계를 모집하는 방식으로 종양을 죽임으로써 항종양 면역 반응을 자극하는 것으로 보입니다. 현재 독소루비신과 면역요법의 병용에 대한 연구 자료는 많지 않지만, 다른 항암제와 마찬가지로 저용량을 투여하면 부작용이 적으면서 항암 면역 반응을 자극할 수 있을 것으로 기대됩니다.

항암 면역 반응에 대한 방사선 요법의 영향

항암 화학요법 및 비수술적 절제와 마찬가지로 방사선 치료 후 암 세포가 사멸할 때 발생하는 세포 조각이 면역 체계에 전달되어 항원으로 작용합니다. 일반적으로 방사선 치료는 면역 기능을 억제하지만 면역요법과 병행하면 시너지 효과를 낼 수 있습니다. 편견일 수도 있지만, 저는 항암 면역 반응을 자극하는 능력에서 냉동 절제술이 방사선 요법보다 우수하다고 생각합니다. 그러나 환자들이 냉동 절제술보다는 방사선 치료를 받는 것이 더 보편적입니다. 그러나 이러한 환자들의 행동은 치료 효과에 근거한 것이 아니라 단순히 가격과 건강보험 적용 여부에 따른 것입니다. 실제로 병원에서는 냉동 절제술보다 방사선 치료를 훨씬 더 많이 시행합니다. 마찬가지로 방사선 치료에 대한 보험 적용은 냉동 절제술보다 훨씬 더 쉽게 받을 수 있습니다. 따라서 효과적인 암 치료를 위해서는 현재 우리가 이용할 수 있는 것을 최대한 활용하는 것이 합리적이며, 이는 방사선 치료를 받는 경우 면역요법을 함께 받으면 암 치료에 성공할 가능성이 더 높다는 것을 의미합니다. 그러나 방사선 치료와 면역요법을 병행하는 것에 대한 좋은 증거가 있더라도 실제로 이런 방식으로 치료할 의사를 찾는 것은 쉽지 않습니다. 다시 말해, 면역요법으로 암을 치료하는 경우 냉동 절제술의 조합이 첫 번째 선택이 되겠지만, 다른 대안으로 방사선 요법에 대해 더 자세히 알아볼 필요가 있습니다.

방사선 치료의 면역학적 이점 중 하나는 세포 표면에서 발현되는 주조직 적합성 복합체 1형(MHC-I) 단백질과 관련이 있습니다. MHC-I의 기능은 신체의 일부가 아닌 이물질로 인식되는 내인성 펩타이드를 공격 면역 세포에 제시하는 것입니다. 세포가 바이러스에 감염

되었거나 암세포가 되었음을 면역 세포에 알리는 위험 신호라고 생각하면 됩니다. 면역 체계는 세포가 보내는 MHC-1 신호에 따라 세포를 파괴할지 여부를 결정합니다. 면역 체계가 특정 세포를 찾을 때 각 세포가 신분증을 제시한다고 생각하면 이해가 쉬울 것입니다. 면역 체계가 암으로 식별되는 세포를 발견하면 해당 세포를 파괴합니다. 그러나 어떤 경우에는 암세포가 표면에 주조직 적합성 복합체(MHC)를 발현하지 않음으로써 면역 체계를 회피할 수 있습니다. 즉, 암세포는 위조 신분증을 제시하고 면역 체계의 감시망을 빠져나갈 수 있습니다. 방사선 치료는 MHC를 숨기고 있는 세포가 이를 다시 발현하도록 만들 수 있습니다. 방사선 치료는 또한 인터페론 유전자 자극제(STING: Stimulator of Interferon Genes) 경로를 활성화하여 비특이적인 선천성 면역 반응을 자극할 수 있습니다. 반면에 방사선 치료의 면역학적 단점은 면역억제 기능과 관련된 형질전환 성장인자 베타(TGF-β)와 혈관내피 성장인자(VEGF)의 방출을 자극할 수 있다는 것입니다. 방사선은 또한 백혈구 수를 감소시켜 면역 기능을 억제할 수 있습니다. 방사선 치료와 면역요법을 병행하는 것에 대한 많은 연구가 있지만, 면역요법과 병행할 때 방사선 치료의 시기, 선량 및 빈도를 결정하는 등 해결해야 할 몇 가지 문제가 남아 있습니다. 이러한 조합의 세부 사항에 대한 논란이 있지만 앞으로 몇 년 안에 이러한 문제가 해결될 것으로 예상합니다. 하지만 앞으로 몇 년 안에 방사선 치료가 부작용이 적고 더 효과적인 치료법으로 대체되어 면역요법과 함께 방사선 치료를 받아야 할 필요성이 크게 줄어들기를 희망합니다. 저는 개인적으로 면역 치료에 실패한 환자에게 방사선 치료를 추가하여 항암 면역 반응이 다시 시작된 사례를 본 적이 있습니다. 실제로 방사선 치료는 면역 치료에 잠재적인 시너지 효과가 있으며, 면역 치료에 반응하지 않거나 실패한 환자는 항암 면역 반응을 활성화하기 위해 방사선 치료를 추가하는 것을 고려할 수 있습니다.

이 장에서 살펴본 바와 같이, 항암 면역 반응은 항암 화학요법 및 방사선 요법과 같은 기존의 전통적인 암 치료법과 관련된 몇 가지 이점이 있습니다. 현재 많은 연구가 진행 중입니다. 화학요법에 대해 명심해야 할 한 가지는 대부분의 연구가 최대 허용 용량의 항암 화학요법을 사용하는 전통적인 방식으로 이루어지고 있지만, 항암 면역 반응과 관련하여 더 적은 용량의 항암제를 더 자주 투여하는 메트로놈 화학요법이 더 효과적이라는 과학적 근거가 점점 늘어나고 있다는 것입니다. 저용량 메트로놈 화학요법을 시행하는 의사가 일부 있지만, 여러분의 종양 전문의가 아닐 가능성이 높으므로 적극적으로 찾아보셔야 합니다.

또한, 종양이 진행되어 종양의 부피가 큰 환자의 경우 항암 화학요법과 방사선 치료가 종양의 부담(Tumor burden)을 줄여 면역 체계가 싸울 수 있는 여유를 줄 수 있습니다. 치료 시기와 순서에 관해서는 아직 밝혀지지 않은 사실도 많습니다. 예를 들어, 생쥐를 대상으로 한 일부 연구에서 사이클로포스파미드는 독소루비신과 같은 항암제를 투여하기 전에 투여하면 항암 면역 반응을 자극했지만, 순서를 바꾸면 면역 반응이 억제되는 것으로 나타났습니다. 또한 이러한 항암 면역 반응은 암의 종류와 위치, 국소 종양 면역 환경에 따라 크게 달라질 수 있습니다. 아직 검증 중이지만, 면역학 학술지(Journal of Immuno logy)에 발표된 연구에 따르면 최대 허용용량 화학항암요법을 먼저 사용하면 이후 면역요법의 성공 가능성이 감소할 수 있다고 합니다. 이러한 면역요법의 효과 감소는 아마도 최대 허용용량의 화학요법으로 인한 장기적인 면역억제 부작용과 관련이 있을 것입니다. 면역요법과 표준 화학요법을 병행하고 싶다면 저용량 메트로놈 화학요법에 대해 의사와 상의해야 합니다. 의사가 기꺼이 동의해 주기를 바랍니다. 이 경우 의사와 상담할 때 다음 연구 결과를 가져가는 것이 좋습니다. 관련 기사를 참고하기를 바랍니다:「면역 유도 화학요법: 용량과 일정의 상관관계 및 면역요법과의 병용(Wu, Cancer Letters (2018) 419:210-221)」을 참고하여 의사를 설득하시기 바랍니다. 귀하의 행동은 귀하뿐만 아니라 귀하와 같은 상황에 처한 미래의 수많은 환자들에게도 도움이 될 것입니다.

CHAPTER 08

Genetic and Molecular Targeted Cancer Drugs and Immunotherapy, Don't Miss Your Chance For Synergy

유전자 및 분자 표적항암제와 면역요법: 상승효과의 기회를 놓치지 마세요!

유전자 및 분자 표적항암제는 면역요법과 시너지 효과를 일으켜 치료 결과를 개선할 수 있습니다. 그러나 여전히 상호작용과 관련된 위험이 존재합니다. 이 장에서는 면역요법과 시너지 효과를 내는 가장 주목할 만한 표적항암제 몇 가지를 소개합니다.

PARP 억제제

PARP 억제제 또는 DNA 복구 효소인 다중 당중합효소(Poly-ADP-ribose polymerase)를 억제하는 약물은 BRCA1, BRCA2 또는 PALB2 돌연변이와 관련된 유방암 및 난소암에 가장 많이 사용되는 약물 중 하나입니다. 또한 종양 억제 유전자 PTEN에 결함이 있는 암에도 효과적일 수 있습니다. PARP는 DNA의 결함 부위를 복구하는 단백질로, 이러한 DNA 결함을 복구하는 능력이 억제되면 세포가 죽게 됩니다. 이는 암세포와 같이 빠르게 분열하는 세포가 정상세포보다 PARP 억제에 더 취약하다는 것을 의미합니다.

2015년 11월, 히구치(Higuchi) 연구진은「BRCA-1 결핍 난소암에서 CTLA-4 억제제와 PARP 억제제의 치료적 시너지 효과」라는 제목으로 암 면역학 연구 저널(Cancer Immunology Research)에 CTLA-4와 PARP 억제제를 병용하면 생쥐 실험에서 항암 면역 반응과 생존율이 증가한다는 논문을 발표했습니다. 반면 PD-1/PD-L1 억제제와 PARP 억제제 조합은 상승효과가 없었습니다. 그러나 난소암 환자 60명을 대상으로 한 인체 연구에서 백금 기반 화학요법에 내성이 생긴 난소암 환자의 25%가 PARP 억제제 니라파립(Niraparib, 제품명: 제줄라)과 PD-1 억제제 펨브롤리주맙(Pembrolizumab, 제품명: 키트루다)을 병용했을 때 완전 관해(complete response) 또는 부분 관해(partial response)에 도달한 것으로 나타났습니다. 이 인체 대상 연구에서 PARP 억제제 단독 요법에는 5%, 키트루다 단독 요법에는 11%의 환자만이 반응을 보였습니다. PARP 억제제는 주로 BRCA1, BRCA2, PALB2 돌연변이와 관련된 유방암과 난소암에 사용되어 왔지만, 이번 연구에서는 BRCA 돌연변이가 없는 환자도 면역 치료제 병용요법에 긍정적인 결과를 보였기 때문에 앞으로 더 많은 환자에서 PARP 억제제와 면역 치료제 병용요법이 사용될 수 있을 것으로 기대됩니다.

2017년 2월, 임상 암 연구 저널(Clinical Cancer Research)에 발표된 지아오(Jiao) 연구진의「PARP 억제제는 PD-L1 발현을 상향 조절하여 암 관련 면역억제를 강화한다」는 제목의 연구에 따르면 PARP 억제제는 암세포에서 PD-L1의 발현을 증가시켜 PD-1/PD-L1 억제제의 효능을 높일 수 있는 것으로 나타났습니다. 이 병용요법에 대한 인간 대상 임상시험의 초기 결과에서 생존율이 소폭 증가한 것으로 나타났지만, 전반적인 치료 결과는 아직 명확하지 않습니다. PD-1/CTLA-4 억제제 병용 요법(여보이 + 옵디보 또는 여보이 + 키트루다)이 전신 면역요법에서 때때로 효과적일 수 있다는 것을 알고 있기 때문에, PARP 억제제와 PD-1/CTLA-4 억제제의 병용요법도 어느 정도 가능성을 보여줄 수 있습니다.

CDK4/6 억제제

사이클린 의존성 인산화효소 4 및 6(Cyclin-dependent kinase 4 & 6) 억제제인 팔보시클립(Palbociclib, 제품명: 입랜스)은 에스트로겐 수용체 양성(ER+) 및 인간 표피 성장 인자 수용체 2 음성(HER2-) 유방암 치료제로 미국 식품의약국(FDA)의 승인을 받은 약품입니다. 사이클린 의존성 키나아제는 세포주기와 세포분열을 조절하며 여러 암의 진행 과정에서 중요한 역할을 합니다. 2017년 8월호 Nature에 게재된 고엘(Goel) 연구진의 연구에 따르면 CDK4/6 억제제가 항암 면역 반응을 증가시킬 수 있는 것으로 나타났습니다. 이 효과의 근본적인 메커니즘 중 하나는 CDK4/6 억제가 암세포에서 레트로바이러스 성분을 증가시켜 이중 가닥 RNA를 증가시키고, 이는 다시 면역 세포에 의한 인터페론과 항원제시를 증가시킨다는 것입니다. CDK4/6 억제제는 또한 조절 T 세포를 감소시켜 세포독성 T 세포의 공격 반응을 증가시킵니다. 「CDK4/6 억제제 아베마시클립(Abemaciclib)이 T세포에 의한 염증성 종양 미세 환경을 유도하고 PD-L1 면역관문 차단 효과를 높인다.」는 셰어(Schear) 연구진의 논문은 CDK4/6 억제제가 PD-1/PD-L1 억제제와 같은 면역 치료제와 시너지 효과를 낼 수 있다는 생각을 뒷받침합니다. '차가운' 종양을 '뜨거운/염증성' 종양으로 전환하는 능력은 면역 치료의 핵심 영역이며, 기존의 면역관문 억제 치료는 이러한 성공 부족으로 인해 대부분 실패했습니다. 아직 임상 데이터가 부족하지만, CDK4/6 억제제를 사용하는 환자는 면역요법을 병행하는 방안을 반드시 고려해야 합니다.

EGFR 억제제

EGFR 억제제는 일부 세포 표면의 표피 성장 인자 수용체(EGFR)를 차단합니다. EGFR은 일부 세포의 표면에 존재하며 세포 성장을 촉진합니다. 티로신 키나제(TKI: Tytosine kinase) 억제제 또는 단일 클론 항체(Monoclonal antibody)와 같은 여러 유형의 EGFR 억제제가 있습니다. 이러한 약물은 주로 대장암, 유방암, 폐암, 췌장암, 신장암, 두경부암에 사용됩니다. EGFR 억제제와 면역요법의 병용에 대한 연구는 매우 제한적이지만 이론적으로는 시너지 효과가 있을 것으로 예상됩니다. 그러나 일부 연구에 따르면 EGFR 티로신 키나제 억제제와 PD-1 억제제를 병용한 환자들의 경우 부작용이 크게 증가하고 생존율이 소폭 증가하는 것으로 나타났습니다. 또한 2019년 3월 7일, 쇤펠드(Schoenfeld) 연구진은 「PD-1/PD-L1 억제제와 오시머티닙(Osimertinib) 병용 시 심각한 면역 관련 부작용이 흔하다」는 제목의 논문을 종양학 연보(Annals of Oncology)에 게재했습니다. 이 논문은 PD-1 또는 PD-L1 억제제를 사용한 후 EGFR 억제제인 오시머티닙(Osimertinib, 제품명: 타그리소; Tagrisso)을 복용한 환자에서 면역 관련 부작용이 증가했다는 연구 결과를 인용하고 있습니다. 이러한 부작용은 두 약물을 서로 3개월 이내에 복용했을 때 가장 크게 나타났습니다. 여기서 PD-1/PD-L1 억제제 사용기간은 중요하지 않았습니다. 여기서 주목할 점은 EGFR 억제제를 먼저 사용했을 때 심각한 면역 관련 부작용이 나타나지 않았다는 점입니다. 이러한 결과는 전신 EGFR 억제제와 종양 내 주입된 PD-1/PD-L1 억제제의 조합이 어떻게 상호 작용할 수 있는지에 대한 의문을 제기합니다.

에스트로겐 억제제

에스트로겐 억제제는 대개 에스트로겐 수용체 양성(ER+) 유방암에 사용됩니다. 여기에는 타목시펜(Tamoxifen), 풀베스트란트(Fulvestrant), 레트로졸(Letrozole), 아나스트로졸(Anastrozole)이 포함됩니다. 2017년 1월 Cancer Discovery 저널에 게재된 스보로노스(Svoronos) 연구진의 「종양 독립적 에스트로겐 신호는 골수 유래 억제 세포의 동원을 통해 암 진행을 촉진한다」라는 논문에서는 암세포의 에스트로겐 수용체 상태와 관계없이 에스트로겐이 항암 면역 반응을 억제하는 방법을 설명합니다. 또한 남성과 여성의 면역 체계는 호르몬 차이와 관련된 본질적인 차이가 있는 것으로 알려져 있습니다. 에스트로겐 수용체는 일부 종양뿐만 아니라 면역 세포에서도 발현됩니다. 연구에 따르면 에스트로겐은 골수 유래 억제 세포(MDSC)와 같은 면역 조절 세포를 증가시키고 종양 미세 환경에서 CD8+ 종양 공격 T 세포의 침윤을 감소시키는 것으로 나타났습니다. 즉, 에스트로겐 억제제는 암세포가 에스트로겐 수용체 양성인지 여부와 관계없이 항암 면역 반응에 긍정적인 영향을 미친다는 것입니다.

VEGF 억제제

2019년 2월, 못저(Motzer) 연구진은 뉴잉글랜드 의학 저널(New England Journal of Medicine)에 PD-L1 억제제인 아벨루맙(Avelumab, 제품명: 바벤시오주)과 VEGF, C-Kit, PDGFR을 억제하는 티로신 키나제 억제제(TKI)인 악시티닙(Axitinib, 제품명: 인라이타)을 병용 투여한 인체 연구 결과를 발표했습니다. 이 연구에서 이 병용요법은 표준 치료인 수니티닙에 비해 무진행 생존 기간(PFS)을 8.4개월에서 13.8개월로 5.4개월 연장했습니다. 이 결과가 대단한 것은 아니지만, 개인적으로 앞으로 이 병용요법에서 더 나은 결과를 볼 수 있을 것으로 기대합니다. 또한, 악시티닙은 알약이기 때문에 기본적인 표준 면역요법을 받고 있는 환자에게도 쉽게 추가될 수 있을 것입니다.

오랫동안 사용되어 온 VEGF 억제제 중 하나는 단일클론 항체 약물인 베바시주맙(Bevacizumab, 제품명: 아바스틴)입니다. 이 약물의 임상시험인 IMpower 150에서 진행성 비소세포폐암 환자 1,200명을 대상으로 연구한 결과, 베바시주맙과 PD-L1 억제제인 아테졸리주맙(Atezolizumab, 제품명: 티센트릭) 병용요법의 1년 후 생존율이 37%로 베바시주맙과 항암화학요법을 병용한 18%보다 높은 것으로 나타났습니다. 또한, 일반적으로 이러한 돌연변이가 있는 환자는 면역 치료의 혜택을 받지 못한다고 알려져 있지만, PD-L1 발현이 낮고 EGFR 또는 ALK 유전자 돌연변이가 있는 환자들도 비슷한 치료반응을 보였습니다.

혈관 내피 성장 인자(VEGF)는 주로 혈관 신생(Angiogenesis)을 촉진하여 종양에서 혈관 성장을 촉진한다고 알려져 있습니다. VEGF에 의한 혈관 신생은 또한 종양 미세 환경에서 면역억제를 유발하는데, 이는 면역 세포가 종양 주변을 돌아다니는 것이 아니라 혈관 내피세포에 의해 종양 미세 환경으로 유인되어야 한다는 것을 의미합니다. 종양 미세 환경의 과도한 VEGF는 면역 세포의 침투를 방해하는 혈관 형성을 유도하여 본질적으로 면역 체계의 장벽으로 작용하여 항면역 반응을 방해합니다. VEGF는 골수 유래 억제 세포 및 조절 T 세포와 같은 종양을 보호하는 조절 면역 세포의 증가를 유발합니다. VEGF는 또한 수지상 세포의 성숙을 억제합니다. 성숙한 수지상 세포는 다른 면역 세포에 항원을 제시하여 항암 면역 반응을 자극하는 반면, 미성숙 수지상 세포는 조절 면역 세포로 작용하여 항암 면역 반응을 억제합니다. 위와 같은 이유로 VEGF 억제제는 종양 혈관 신생을 억제할 뿐만 아니라 실제로 면역 치료제로도 기능합니다. 베바시주맙과 악시티닙 외에도 FDA 승인을 받은 VEGF 억제제는 여러 가지가 있습니다. 현재 면역요법과 병용하여 시험 중인 다른 약물로는 라무시루맙(Ramucirumab, 제품명: 사이람자)과 닌테다닙(Nintedanib, 제품명: 바가테프, 오페브)이 있습니다.

CCR5 억제제 (Maraviroc)

이 장에서 언급된 다른 약물과 달리 이 약물은 표적항암제일 뿐만 아니라 오프라벨 약물이기도 합니다. 케모카인 수용체 5형(CCR5) 억제제인 마라비록(Maraviroc, 제품명: 셀젠트리)은 실제로 HIV/AIDS 치료를 위해 FDA가 승인한 항바이러스제입니다. 이 약물은 2007년 8월에 FDA의 승인을 받았습니다. 이 약물은 알레르기 및 피부 반응 외에도 간 독성이 있으므로 간 기능을 면밀히 모니터링해야합니다.

CCR5 억제제의 기본적인 항암 기전은 2018년 5월 국제 분자 과학 저널(International Journal of Molecular Sciences)에 게재된 「위암 진행에 대한 CCL5/CCR5 축 억제」라는 제목의 알디누치(Aldinucci)와 카사그란데(Casagrande)의 논문에서 잘 설명되어 있습니다.

간단히 설명하면, 케모카인 리간드 5(CCL5)는 CCR5에 결합하여 수용체를 활성화합니다. 활성화된 수용체는 다음과 같은 여러 가지 메커니즘을 통해 암 성장을 자극합니다. 첫째, 암세포의 포도당 대사를 증가시키는 동시에 mTOR, Cyclin D1, C-Myc, Dad-1을 통해 암의 직접적인 증식을 유발합니다. 둘째, 종양 관련 대식세포(TAM)와 같은 조절 면역 세포를 동원하여 IDO, TGF-β, IL-10과 같은 면역억제 사이토카인을 증가시킴으로써 직접적인 면역억제를 유발합니다. 할라마(Halama) 연구진은 마라비록 약물로 CCR5를 차단하면 종양 관련 대식세포(TAM)가 M2형(종양 보호형)에서 M1형(종양 공격형)으로 전환된다는 사실을 입증했습니다. 마라비록은 TAM 외에도 골수 유래 억제 세포(MDSC)를 재프로그래밍하고 혈관내피세포성장인자(VEGF)를 억제하여 종양 이동 및 전이 형성을 억제합니다.

MEK 억제제

2016년에 조한나 벤델(Johanna Bendell) 박사는 유럽종양학회(ESMO)에서, PD-L1 억제제인 아테졸리주맙(Atezolizumab)과 MEK 억제제인 코비메티닙(Cobimetinib)의 조합 치료가 현미부수체 안정성(MSS: Microsatellite stable) 전이성 대장암 환자에게 효과가 있다는 결과를 발표하였습니다. 일반적으로 MSS 환자들은 면역요법에 그다지 잘 반응하지 않는데 불행하게도 대장암 환자의 95%가 MSS에 해당

됩니다. 따라서 MEK 억제제는 MSS 전이성 대장암 환자들에게 가장 널리 사용되는 면역요법 중 하나인 PD-1/PD-L1 면역관문억제제에 대한 반응성을 향상시킬 수 있다는 희망을 주고 있습니다. 연구 결과는 17%에서 부분 관해(partial response), 22%에서 안정 병변(stable disease)상태로 상당히 괜찮은 결과를 보였으며, 반응기간은 4개월에서 15개월 이상까지 다양했고 정확한 기전은 아직 밝혀지지는 않았지만, 이는 주로 종양미세환경에서 COX-2 및 아르기나아제 1과 같은 면역억제 매개체의 감소와 세포독성 T 세포의 침투 증가와 관련이 있을 것으로 추정됩니다. 2016년 에버트(Ebert) 연구진이 Immunity 저널에 발표한 연구에서는 MEK 억제가 만성적인 T 세포 수용체 자극이 일어나는 동안에 발생하는 CD8+ 종양공격 T세포의 사멸을 감소시킨다고 밝혔졌습니다. 이처럼 암과 같이 만성적으로 활성화된 면역 체계에서 암을 공격하는 면역세포들이 너무 지쳐서 죽어버릴 수도 있습니다. 이러한 사실은 MEK 억제제가 만성적인 면역 자극에 따른 면역억제의 진행과정을 방지하는데 도움이 될 수 있음을 보여줍니다. 결론적으로 MSS 대장암 환자들이 PD-1/PD-L1 면역관문억제제와 같은 전신 면역요법을 고려할 때, MEK 억제제의 병용이 추가적인 치료 옵션이 될 수 있을 것입니다.

ALK 억제제

면역요법과 표적항암제를 병용하는 것도 치료상의 어려움을 초래할 수 있습니다. 예를 들어, 2018년 7월호 흉부 질환 저널(Journal of Thoracic Disease)에 게재된 파텔(Patel) 연구진의 「역형성 림프종 키나아제(ALK) 억제제와 면역 관문 억제제: 오일과 물을 섞는 것과 같이 주의가 필요한 이야기」라는 제목의 논문에서는 이 병용요법과 관련된 높은 간 독성 비율에 대해 설명합니다. 이 연구에 따르면 간 독성으로 인한 사망자가 발생하여 임상시험이 중단되었다고 합니다. 여기서 주목해야 할 몇 가지 사항은 PD-1/PD-L1 면역 관문 억제제는 암 정복을 위한 여정에서 중요한 진전으로 여겨지지만, 여전히 전반적인 성공률이 낮고 독성이 경미하다는 점입니다. 앞으로 이 계열의 약물은 다른 면역요법 약물들로 대체되거나 다른 면역요법 이후에 사용될 것으로 예상됩니다. 또한 매우 효과적인 조합의 독성은 종양 내 직접 주입을 통해 피할 수 있습니다.

CXCR4 억제제

암세포는 CXCL12 리간드에 결합하는 CXCR4 수용체를 과발현할 수 있습니다. 암세포는 이러한 상호 작용을 자신의 방어막을 구축하는 메커니즘으로 사용할 수 있습니다. CXCL12 리간드는 암세포의 CXCR4 수용체에 결합하여 암 조직의 섬유화를 증가시켜 면역 세포에 대한 장벽 역할을 합니다. 유방암 및 폐암 환자에서 CXCR4의 과발현은 예후가 더 나쁘다고 알려져 있습니다. CXCR4의 과발현은 전립선암, 난소암, 대장암, 방광암과 같은 다른 암과도 관련이 있습니다. CXCR4 억제제인 플레릭사포(Plerixafor, 제품명: 모조빌주)는 림프종 및 다발성 골수종 치료제로 FDA 승인을 받았으며, 다른 암에 대해서는 오프라벨로 사용할 수 있습니다. 2019년 1월 30일 미국 국립과학원 회보(PNAS)에 게재된 첸(Chen) 연구진의 「CXCR4 차단은 전이성 유방암에서 T세포 침윤을 증가시키고 면역 치료의 효과를 높여 암 유발 섬유증을 완화한다」 논문에서는 플레릭사포가 마우스 모델에서 면역 관문 억제제의 효과를 향상시키는 방법을 설명합니다. 이 연구는 CXCR4 수용체가 면역요법에서 또 다른 중요한 치료 표적이 될 수 있음을 시사하며, 이는 환자의 종양에서 CXCR4 발현을 확인함으로써 CXCR4 억제제의 잠재적 이점을 평가할 수 있음을 의미합니다.

DDR2 억제제

FDA에서 승인을 받은 가장 강력한 디스코이딘 도메인 수용체 2(DDR2) 억제제는 만성 골수성 백혈병(CML) 및 급성 림프구성 백혈병(ALL)에 사용되는 다사티닙(Dasatinib, 제품명: 스프라이셀)입니다. 티로신 키나아제 억제제(TKI)인 이 약은 DDR2 외에 BCR/Abl, Src, c-Kit, 에프린 수용체를 표적으로 하는 치료법입니다. 2019년 2월 20일 Science Advances에 게재된 투(Tu) 연구진의 연구, 「DDR2 표적 억제제가 항 PD-1 면역요법에 대한 항종양 반응을 증가시킨다」는 생쥐 실험에서 두 약물의 시너지 효과에 대한 메커니즘을 설명합니다. 이 연구에서는 종양과 비장에서 세포독성 T 세포(CD8+ T 세포)의 침투가 증가했다고 설명합니다. 이러한 항암 면역 반응은 이 조합에서만 나타나는 독특한 현상입니다. 이 연구는 제한적이고 인간 대상 연구가 필요하지만, 다사티닙이 현재 가장 널리 사용되는 면역 치료제 계열인 PD-1 면역관문억제제의 효과를 향상시킬 수 있다는 가능성을 보여줍니다.

위에서 설명한 바와 같이 면역 체계를 강화하여 면역 관문 억제제의 효과를 높이는 방법에는 여러 가지가 있으며, 환자는 이러한 치료적 개입에 직접 참여할 수 있습니다. 암 환자가 항암 면역 반응을 강화하기 위해 바로 실천할 수 있는 간단하지만 혁신적인 방법도 있습니다.

그 해답은 암을 치료할 수 있다는 내면의 믿음(Gut feeling)이 아니라 우리 몸의 장(Gut, 腸)에 답이 있습니다. 믿기 어렵겠지만, 장에서 자라는 장내 미생물은 면역 체계가 암과 싸우는 데 도움을 줄 수 있습니다. 다음 장에서 자세히 알아보겠습니다.

CHAPTER 09

Gut Flora: The Key to Successful Immunotherapy

성공적인 면역요법을 위한 핵심: 장내 미생물(Gut flora)

환자가 면역 관문 억제제와 같은 전통적인 면역요법에 실패했다고 말할 때 가장 먼저 떠오르는 질문은 장내 미생물이 올바른지, 고섬유질 식단을 섭취하고 면역 체계를 강화하는 데 필요한 프리바이오틱스와 프로바이오틱스를 복용했는지, 장내 미생물과 면역 체계 사이의 연관성에 대해 알고 있었는지입니다. 아마도 그렇지 않았을 것입니다.

장내 미생물이 면역요법의 효과에 중요한 역할을 한다는 사실을 처음 알게 되었을 때 솔직히 조금 놀랐습니다. 물론 많은 통합의학 의사들이 소화과정을 돕는 박테리아와 효모인 프로바이오틱스를 권장한다는 사실은 오래전부터 알고 있었고, 장이 면역 체계의 핵심이라는 사실도 알고 있었지만 면역 치료에서 장내 미생물의 역할에 대해서는 두 개의 주요 연구가 발표될 때까지 완전히 깨닫지 못했었습니다. 이 연구들은 올바른 장내 미생물이 현재 사용되는 면역 관문 억제제의 작용에 결정적인 역할을 한다는 것을 보여줍니다. 지금까지는 면역관문억제제와 같은 면역 치료제는 그 자체로 강력한 효과가 있다고 생각했습니다. 하지만 장내 미생물이 면역 치료 효과에 매우 중요한 역할을 하며 치료의 성패까지 좌우할 수 있다는 사실을 알게 되었습니다.

장내 미생물이 면역항암제의 효과에 중요한 역할을 하는 이유를 이해하려면 인간 소화 시스템의 진화를 살펴볼 필요가 있습니다. 인류가 진화하면서 장의 길이는 점점 짧아졌습니다. 초기 인류는 식물 위주의 식단을 먹어야 했기 때문에 음식을 소화하는 데 더 많은 시간과 칼로리가 필요했습니다. 또한 고기가 부족하고 저장 방법이 발달하지 않아 금방 상하기 때문에 고기를 많이 먹을 수 없었습니다. 그래서 인류 문화는 상하기 쉬운 음식을 더 오래 보존하기 위해 음식을 저장하는 방법을 발전시켰습니다. 식품의 발효는 가장 초기의 식품 저장 방법 중 하나였으며, 전 세계 여러 문화권에서 맥주, 와인, 식초 또는 발효 곰팡이를 이용한 치즈와 유산균이 함유된 요구르트와 같은 응고 유제품의 형태로 찾아볼 수 있습니다. 또한 거의 모든 문화권에서 김치, 사우어크라우트 또는 기타 절인 채소와 같은 식물성 발효식품이 있습니다. 이러한 모든 발효식품에는 살아있는 효모, 박테리아, 효소가 풍부하게 함유되어 있으며, 이러한 미생물을 음식과 함께 섭취하면 장내에서 번성하여 질병으로부터 인간을 보호하는 데 도움이 됩니다. 즉, 초기 인류는 장내에 복잡하고 다양한 미생물 군집을 유지하는 음식 저장 방법을 개발했습니다.

그러나 인류가 북쪽으로 이동하면서 추운 환경으로 인해 식물 생산과 소비는 제한되었지만, 낮은 기온으로 인해 더 많은 고기를 저장할 수 있게 되어 육류 소비가 증가하게 되었습니다. 식단과 환경이 변화함에 따라 인간의 몸도 변화했고, 식물성 식단을 소화하는 데 유리했던 원시인의 긴 소화관은 더 이상 필요하지 않게 되었습니다. 육류를 더 많이 먹고 불로 음식을 조리하면서 장의 길이가 짧아져 소화를 더 효율적으로 할 수 있게 되었습니다. 육식 중심의 식단으로의 전환은 소화에 필요한 에너지 소비를 줄여 두뇌 발달에 기여하는 이점이 있었지만, 가공식품과 같은 기술의 발전으로 인해 장내 미생물 군집의 생물 다양성이 감소하여 인류의 식단에 혁신적인 변화를 가져왔다는 큰 단점도 있었습니다.

식품 업계는 식품을 더 오래 신선하게 보관하고 식품에 있는 유해 미생물을 죽이기 위해 식품에 있는 거의 모든 미생물을 무차별적으로 죽이고 있습니다. 현재 식품업계의 보존 방법은 건강한 미생물을 유지하는 것보다 죽이는 데 더 효과적입니다. 저온 살균은 식품 매개 질병으로부터 인간을 보호하는 데 괄목할 만한 성과를 거두었지만, 해로운 미생물과 함께 유익한 미생물도 죽이는 결과를 가져왔습니다. 오늘날 우리가 먹는 음식 중 과거에 정기적으로 섭취했던 복잡한 미생물 군집이 포함된 음식은 거의 없습니다. 인간의 장은 여전히 질병에 대한 중요한 방어시스템이지만, 현대인의 장 건강은 현대인의 식습관과 생활 방식으로 인해 악화되었습니다.

장 건강 악화에 기여한 또 다른 변화는 항생제의 광범위한 사용으로, 이는 인간의 생명을 구하려는 시도가 오히려 인간의 건강을 악화시키는 결과를 가져온 또 다른 사례입니다. 항생제와 인간 장의 역사에 대해 자세히 살펴보겠습니다.

19세기 후반 루이 파스퇴르(Louis Pasteur)와 로버트 코흐(Robert Koch)가 가축과 인간의 '탄저균'(*Bacillus anthracis*, 치명적인 탄저병을 일으키는 박테리아)을 치료하기 위해 초기 형태의 항생제를 도입했을 때, 이는 의료 혁명으로 여겨졌습니다. 항생제 사용은 20세기 중반에 널리 보급되었으며 오늘날에도 여전히 기적의 약으로 여겨지고 있습니다. 실제로 항생제는 많은 생명을 구하는 데 도움이 되었습니다. 하지만 항생제가 박테리아를 공격할 때 자연 선택의 과정에서 내성이 생긴 박테리아는 시간이 지남에 따라 더욱 번성하게 됩니다. 그 결과 내성이 생긴 유해 박테리아를 퇴치하기 위해 새로운 형태의 항생제를 지속적으로 개발해야 하며, 이 과정에서 건강한 면역 체계에 필수적인 장내 유익균도 파괴됩니다.

장내 미생물 다양성의 악화는 항생제 내성뿐만 아니라 동물의 질병을 예방하기 위해 동물 사료에 저용량의 항생제를 첨가하는 현대 축산업 관행에도 원인이 있습니다. 그 결과 인간은 육류 위주의 식단을 통해 동물이 섭취하는 항생제를 그대로 섭취하고 있습니다. 위에서 설명한 현대 식단과 식품생산의 모든 변화는 인간의 장을 건강에 해로운 방식으로 변화시켰습니다. 육류 위주의 식단과 가공 및 정제 식품의 과다 섭취로 인해 현대인의 장에는 면역 체계가 제대로 기능하는 데 필수적인 장내 미생물의 다양성이 부족해졌습니다.

이제 암 치료에서 항생제의 역할에 대해 알아보겠습니다. 암 환자는 암 치료 중 면역 체계가 약화되어 다양한 감염이 발생하기 때문에 항생제 치료를 받는 것이 매우 일반적입니다. 일부 항생제는 자체적으로 항암 효과가 있는 것으로 알려져 있습니다. 감염 치료를 위해 항생제 사용이 필요한 경우가 많지만, 항생제를 적절히 사용하는 것이 매우 중요합니다. 최근 암 연구에 따르면 면역 치료를 시작하기 최대 1개월 전에 항생제를 투여하면 면역 치료 결과에 부정적인 영향을 미칠 수 있다고 합니다. 피나토 연구진은 2019 면역항암제학회(ASCO-SITC)에서 PD-1/PD-L1 억제제와 항생제 병용에 대한 다기관 임상시험(multi-center trial)을 발표했습니다. 이 연구에 따르면 면역관문억제제 치료 전 1개월 이내에 항생제를 투여한 환자의 생존 기간 평균값(median survival)은 2개월로, 항생제에 노출되지 않은 환자의 생존 기간은 26개월로 보고했습니다. 중요한 점은 면역요법 시작 후 항생제를 사용했을 때 면역요법 전 항생제에 노출되지 않은 환자의 생존 기간과 생존율의 차이가 없었다는 것입니다. 이는 항생제 치료를 시작할 때 장내 미생물군집(Microbiome, 장내 박테리아와 효모의 생태계)이 온전하다면 나중에 항생제가 미생물군집을 부정적으로 변화시키더라도 면역체계가 보호된다는 것을 의미할 수 있습니다.

안타깝게도 일반적으로 시중에서 쉽게 구입할수 있는 프로바이오틱스는 면역 체계를 보호하지 못하며 항생제 치료 후 장내 미생물의 회복을 더디게 할 수도 있습니다. 2015년 지트보겔(Zitvohel)은 생쥐의 장내 박테리아(장내 미생물군집)를 변화시키면 면역 치료의 성공에 영향을 미칠 수 있다는 내용의 연구를 Science지에 발표했습니다. 2017년에는 인간의 항생제 사용이 치료 성공률 저하 및 환자 생존 기간 단축과 어떤 관련이 있는지 살펴본 후속 연구를 Science에 발표했습니다. 면역요법에서 항생제 사용은 암 면역요법 분야에서 뜨거운 연구 주제입니다. 장내 미생물이 면역요법에 대한 치료반응에 중요한 역할을 한다는 것은 분명합니다. 저를 포함한 일부 전문가들은 많은 환자들이 올바른 장내 미생물이 없기 때문에 면역 치료에 실패하며, 이 문제를 해결하면 면역 치료의 성공률을 두 배 이상 높일 수 있다고 믿습니다. 현재는 환자의 건강한 장내 미생물을 정확하게 평가하는 것이 쉽지 않지만, 면역 치료가 발전함에 따라 환자의 장내 미생물 상태는 더욱 중요한 문제가 될 것입니다. 저는 심지어 장내 미생물이 면역 치료 없이도 암을 예방할 수 있으며, 환자의 장내 미생물이 올바르게 유지된다면 매년 수만, 수십만 명의 생명을 구할 수 있을 것이라고 생각합니다. 이것은 우리가 주목해야 할 부분입니다. 최적화된 장내 미생물 군집을 만들기 위해 지금 당장 시도해 볼 수 있는 방법에 대해 이야기해 보겠습니다.

면역요법의 효과를 높이는 것으로 밝혀진 주요 박테리아는 무엇일까요? 2015년 11월 5일자 Science지에 발표된 시반(Sivan) 연구진의 연구에 따르면 비피도박테리움(*Bifidobacterium*) 속 균주가 항 PD-1/항 PD-L1 면역 관문 억제제와 관련된 항암 면역 작용에 필수적인 것으로 나타났습니다. 이 발견은 현재 인기 있는 면역항암제인 옵디보와 키트루다의 사용에 중요한 역할을 합니다. 이 연구는 비피도박테리움 속에서도 특정 종인 비피도박테리움 롱검(*Bifidobacterium longum*)과 비피도박테리움 브레브(*Bifidobacterium breve*)가 특히 중요하며, 이는 암 환자의 면역요법 치료에 비피도박테리움, 특히 롱검과 브레브 종을 포함하는 프로바이오틱스를 보충해야 함을 의미합니다.

이 과학을 암 치료에 어떻게 적용할 수 있을까? 비피도박테리움 균주는 처방전 없이 구입할 수 있지만 반드시 냉장 보존해야 합니다. 냉장 보관하지 않으면 유익한 박테리아가 더 많이 죽어 효과가 떨어질 수 있습니다. 이 유익한 박테리아, 즉 비피도박테리움 균주는 살아있는 배양균으로 만든 요구르트, 김치와 사우어크라우트 같은 발효 식품(시판되는 많은 발효식품은 저온 살균 처리되어 있으므로 집에서 직접 만들거나 수제로 만든 식품에만 살아있는 비피도박테리아가 들어 있을 가능성이 높음), 미소(일본 된장), 템페(인도네시아 콩 발효 식품), 우메보시(일본 발효 매실)에서도 발견할 수 있습니다. 비피더스균은 식품과 보충제 등 어떤 형태로든 섭취할 수 있지만, 암 환자의 식단에 비피더스균을 추가하려면 의사와 상의해야 합니다. 그러나 식이 섭취만으로는 충분하지 않을 수 있으므로 의사의 처방에 따라 적절한 용량의 보충제, 특히 비피도박테리움 롱검과 비피도박테리움 브레브가 충분히 함유된 캡슐 또는 분말 프로바이오틱스를 일주일에 여러 번 복용하는 것이 중요합니다.

또한 섭취하는 유익한 박테리아가 장내에서 제대로 먹이를 먹고 자랄 수 있도록 하는 것도 중요합니다. 특정 식단, 특히 고지방 미국식 식단은 장내 미생물 구성에 영향을 미치므로 피해야 합니다. 장내 세균에 적절한 영양을 공급하려면 올리고과당(Oligofructose) 또는 프락토올리고당(FOS: Fructooligosaccharides)이 함유된 프리바이오틱스를 매일 섭취해야 합니다. 연구에 따르면 장내 미생물 다양성 증가는 면역요법에 대한 반응 개선과 관련이 있는 것으로 나타났습니다. 이러한 연구 중 하나는 2018년 1월 5일자 Science지에 실린 고팔라크리슈난(Gopalakrishnan) 연구진의 논문에서 논의되었습니다. 또한, MD 앤더슨(MD Anderson)의 제니퍼 와르고(Jennifer Wargo) 박사의 연구에 따르면 고섬유질 식단은 일반적으로 장내 미생물 다양성을 증가시키는데 도움이 된다고 합니다. 지방의 종류도 장내 미생물 군집에 영향을 미칩니다. 2017년 9월 Scientific Reports에 게재된 논문에서 메니(Menni) 동료들은 오메가-3 지방산이 고섬유질 식단과 함께 장내 미생물 다양성에 중요한 역할을 한다고 보고했습니다.

최근에는 장내 박테리아(장내 미생물군집)와 면역요법의 전반적인 치료 결과 사이의 상관관계에 대한 추가 연구가 수행되었습니다. 2017

년 11월호 Science지에 발표된 지트보겔, 루티(Zitvogel, Routy) 등의 연구에 따르면 장내 세균인 아커만시아 뮤시니필라(*Akkermansia muciniphila*)가 면역 치료에 반응하지 않던 생쥐를 면역 치료로 전환하는 데 핵심적인 역할을 했다고 설명합니다. 이 장내 세균은 비만인 사람보다 날씬한 사람의 장에서 더 많이 발견되기 때문에 오랫동안 비만에 대한 중요한 연구 주제로 인식되어 왔습니다. 물론 비만과 관련된 치료 메커니즘은 암과 관련된 메커니즘과는 다릅니다. 이 박테리아는 장내 점액을 먹는 데 관여하는 것으로 보입니다. 결과적으로 장내 아커만시아 뮤시니필라가 증가하면 장 점막의 점액이 증가하지만, 이 유익한 박테리아와 장 내벽의 상호작용이 증가하여 장벽의 박테리아 투과성 문제인 '장 누수 증후군(Leaky gut syndrome)'으로 알려진 상태를 개선하는 것으로 보입니다. 장 누수 증후군은 박테리아가 장벽을 통과하여 혈류로 들어가 신체에 염증을 일으키는 질환입니다.

면역요법에서는 아커만시아 뮤시니필라(*Akkermansia muciniphila*)가 매우 중요한데, 어떻게 하면 장에서 충분한 양을 섭취할 수 있을까? 안타깝게도 현재 이 균주를 함유한 프로바이오틱 제품은 없기 때문에 이 문제를 해결하는 것은 어렵고 복잡합니다. 그러나 앞서 언급힌 프락토올리고당을 힘유한 특정 프리바이오틱스는 이 유익한 박테리아를 증가시키는 것으로 나타났습니다. 기능성 식품 저널(Journal of Functional Foods) 2017년 3월호에 게재된 케콴 저우(Kequan Zhou) 박사의 논문「새로운 장내 유익균 아커만시아 뮤시니필라의 장내 풍부함을 유지하기 위한 촉진 전략, 식이 중재 연구의 증거」에서는 식이 및 보충제의 변화를 강조하고 있습니다. 즉, 전형적인 고지방 미국식 식단은 장내 미생물 군집에 매우 좋지 않으며 유익한 박테리아의 수를 감소시킨다는 것입니다. 그의 논문에서 그는 폴리페놀에 대한 연구를 인용하면서 특히 크랜베리 추출물이 대장의 뮤시니필라를 증가시킬 수 있다고 지적합니다. 매우 흥미롭게도 저우 박사는 메트포르민이 아커만시아 뮤시니필라를 증가시킨다는 연구 결과도 언급하고 있습니다. 메트포르민은 일반적으로 암 치료를 위해 오프라벨로 사용됩니다. 메트포르민의 항암 효과는 많은 사람이 생각하는 것처럼 포도당의 직접적인 조절보다는 주로 mTOR 경로의 억제와 관련이 있습니다. 아마도 메트포르민의 항암 작용은 장내 미생물에 미치는 영향에 더 큰 근거가 있을 것입니다. 장내 미생물과 항암 활성의 관계는 항암 효과가 입증된 많은 물질의 공통된 연구 주제가 되었습니다. 이제 우리는 이러한 물질이 장내 미생물에 미치는 영향이 항암 효과의 핵심이 될 수 있다는 사실을 발견하고 있습니다.

저우 박사의 논문에서 흥미로운 점은 항암 효과가 있는 것으로 보고된 대황 추출물(Rhubarb extract) 이 아커만시아 뮤시니필라의 증가를 포함하여 장내 미생물 군집에 긍정적인 영향을 미친다고 언급하고 있다는 점입니다. 대황 추출물은 암 환자를 위한 필수 보충제 목록에 추가해야 할 또 다른 보충제가 될 수 있습니다.

수십 년 동안 통합 의학 종사자들은 암 치료에 췌장 효소를 사용할 것을 적극 권장해 왔습니다. 말할 필요도 없이 이러한 권장 사항은 많은 논란을 불러일으켰습니다. 논란의 대부분은 1900년대 초의 발생학자(Embryologist)인 존 비어드 박사(Dr. John Beard)를 중심으로 전개되었습니다. 비어드 박사의 연구는 1980년대 후반 니콜라스 곤잘레스 박사(Dr. Nicholas Gonzalez)에 의해 재조명되기 전까지 잊혀진 듯 보였습니다. 췌장 효소가 항암 특성을 나타낼 수 있는 이론적 메커니즘은 여러 가지가 있지만, 그 중 매우 흥미로운 한 가지 측면이 2017년

10월에 발표된 니시야마(Nishiyama) 등의 논문(Biochemical and Biophysical Research Communications)에 언급되어 있습니다. 「췌장 소화효소(Pancreatic Digestive Enzymes)의 공급이 쥐의 장내 미생물 구성을 변화시킨다」라는 이 논문에서는 일본 EA 파마(EA pharma) 사(社)에서 상용화한 췌장 효소 혼합물인 리파크레온(Lipacreon)을 쥐에 투여한 결과, 대조군에 비해 아커만시아 뮤시니필라가 58배 증가했다고 보고했습니다. 이것이 췌장 효소 요법의 유일한 이점이라고는 할 수 없지만, 장내 미생물과 항암 면역 반응에 대해 알려진 바를 고려할 때 이 연구는 장내 미생물이 항암 면역 반응 메커니즘의 중요한 원천임을 시사하는 것은 분명합니다.

또한, 2015년 11월 27일자 Science지에 발표된 베티주(Vétizou) 연구진의 연구에 따르면 여보이 등 현재 승인된 CTLA-4 억제제의 기능을 향상시키고 부작용을 줄이는 데 박테로이데스(*Bacteroides*)의 역할이 입증되었습니다.[5] PD-1/PD-L1 억제제와 CTLA-4 억제제를 병용하면 단독 요법보다 항암 면역 반응이 크게 개선되지만 부작용이 문제가 될 수 있기 때문에 박테로이데스에 대한 이러한 정보는 매우 중요한 의미를 갖습니다. 이 연구는 특히 박테로이데스 테타이오타오미크론(*Bacteroides thetaiotaomicron*)과 박테로이데스 프라질리스(*Bacteroides fragilis*)가 항암 면역 반응을 향상시키고 부작용, 특히 대장염과 관련된 부작용을 줄이는 데 중요한 역할을 한다고 지적합니다. 그러나 한 가지 큰 문제는 아커만시아 뮤시니필라와 같은 박테로이데스는 장내에서 잘 살아남지 못하기 때문에 시중에서 판매되는 프로바이오틱스에 포함되어 있지 않다는 것입니다. 장내에서 이러한 유형의 박테리아를 증가시키는 한 가지 잠재적인 방법은 직장을 통해 결장에 직접 주입하는 것입니다. 현재 박테로이데스 또는 아커만시아 뮤시니필라를 함유한 관장제 형태의 제품은 없지만, 가까운 미래에 출시될 수도 있습니다.

이와 관련하여 현재 분변 미생물 이식(FMT: Fecal microbiota transplantation)이라는 치료법이 존재합니다. 이 치료법은 한 사람의 대변을 다른 사람에게 이식하는 것입니다. 물론 대변 기증자는 장내 미생물이 우수한 사람이어야 합니다. 암 치료에서 가장 좋은 기증자는 암에 걸렸지만 면역요법으로 성공적인 치료를 받은 사람입니다. 현재 이러한 사례는 흔하지 않으며, 이 치료에 대한 FDA 규정도 명확하지 않습니다. 그러나 제약 회사들은 장내 미생물을 개선하는 치료법을 통해 이 치료에 참여할 방법을 찾기 위해 서두르고 있습니다. 다행히도 현재 암 환자의 장내 미생물을 평가할 수 있는 첨단 검사가 있습니다. 개인적으로 저는 환자의 장내 미생물을 평가할 때 MicrobiomeDx를 사용합니다. 일반적으로 암 환자에게 권장되는 식단, 프리바이오틱스, 보충제를 환자에게 사용하게 하면 장내 미생물이 더 다양하고 더 좋아지는 것 같습니다. 면역 치료를 받는 암 환자가 면역항암제의 성공 기회를 놓치지 않도록 장내 미생물 군집의 악영향을 과소평가하지 않도록 주의하는 것이 확실히 중요합니다. 그리고 어떤 암 치료를 받고 있든 장 건강관리는 완치를 위한 암 치료의 기초가 되어야 합니다.

캐슈넛(Cashew Nuts)

마지막으로, 어리석게 들릴지 모르지만 캐슈넛을 먹으면 항암 면역력을 높일 수 있습니다. 프로바이오틱스 및 암 연구 분야에서 가장 흥미로운 연구 중 하나는 면역 세포를 활성화하는 아나카르드산(*Anacardic acid*)의 역할입니다. 아나카르드산은 캐슈넛 껍질 추출물과 캐슈 애플(Cashew apple)에서 발견되는 활성 성분입니다. 1993년 쿠보(Kubo) 연구진은 프로스타글란딘 합성효소 억제제의 항암 효과를 연구하던 중 캐슈 애플의 과즙이 유방암 세포(BT-20)에 상당한 항암 효과가 있다는 사실을 발견했습니다.[6] 캐슈 애플은 브라질에서 흔히 구할 수 있지만 미국에서는 찾기 어렵습니다. 캐슈 애플 과즙의 활성 성분은 아나카르드산으로, 캐슈넛 오일과 캐슈넛 자체에도 소량 존재합니다.

쿠보 연구진이 발견한 아나카르드산의 항암 효과는 2016년 홀랜드(Hollands) 연구진이 항생제 내성 문제를 해결하기 위해 다제내성 박테리아 균주를 연구하면서 다시 한번 확인되었습니다.[7] 이들은 아나카르드산이 활성산소종(ROS: reactive oxygen species) 생성과 호중구 세포 밖 덫(NET: neutrophil extracellular trap) 생성을 촉진하여 유해한 박테리아를 죽이고 세포 사멸 경로를 촉발하여 선천적 면역 방어력을 강화한다는 사실을 발견했습니다.

또한, 흑색종에서 면역 관문 억제제의 역할을 조사한 프란켈(Frankel) 등의 연구에 따르면 T세포와 수지상 세포의 성숙을 유도하는 특정 장내 세균의 존재가 면역 관문 억제제의 긍정적인 효과와 관련이 있는 것으로 나타났습니다. 놀랍게도 아나카르드산 수치가 가장 높은 피험자가 면역 관문 억제제에 가장 잘 반응했습니다.[8] 연구자들은 아나카르드산이 면역 세포를 활성화한다는 결론을 내렸습니다.

아나카르드산에 대한 연구는 아직 초기 단계로 제한적이지만, 저온 압착(cold-pressed) 캐슈 오일이나 유기농 캐슈 버터를 매일 섭취하여 아나카르드산 섭취를 늘리면 장내 미생물과 항암 면역을 개선하는 강력한 방법이 될 수 있다고 생각합니다. 또한, 일주일에 한 번 이상 캐슈넛을 섭취하는 것만으로도 면역 체계 강화와 장 건강에 도움이 될 수 있습니다. 특별히 일주일에 한 번이라고 말씀드린 이유는 위에서 설명한 연구에서 암 환자들이 일주일에 한 번 캐슈넛을 섭취한다고 보고했기 때문입니다. 그러나 캐슈넛에는 렉틴(Lectin) 단백질이 풍부하여 위장관의 점막을 손상시킬 수 있으므로 과잉 섭취를 피하는 것이 좋습니다. 아나카르드산 보충제가 존재하는지는 모르겠지만 렉틴의 부작용을 피하기 위해 보충제 복용을 고려하는 것이 좋습니다. 캐슈넛에는 또한 밀싹, 발효 콩(낫토), 콩, 숙성 치즈, 버섯, 완두콩, 견과류, 사과, 배, 브로콜리에도 들어 있는 스페르미딘(Spermidine)이라는 흥미로운 영양소가 함유되어 있습니다. 2018년 미국 임상영양학회지(American Journal of Clinical Nutrition)에 실린 키엘과 연구진들의 연구에 따르면, 스페르미딘은 암에 대한 면역 세포의 면역감시 기능을 향상시킨다고 합니다.

장 건강에서 프로바이오틱스의 역할에 대한 인식이 높아지고 있지만, 프로바이오틱스가 어떻게 항암 면역 반응을 향상시키는지에 대한 정확한 메커니즘에 대한 이해는 부족합니다. 이러한 이해 부족의 한 가지 이유는 개인의 유전자 및 장내 미생물 다양성과 같은 다른 변수가 항암 면역 반응의 메커니즘에 영향을 미치기 때문입니다. 가장 유력한 가설은 유익균이 장내 면역 세포와 상호작용하는 특정 물질을 생산한다는 것인데, 이는 유익균이 생산하는 특정 물질과 면역 세포 간의 상호작용이 항암 면역 반응의 생성 여부를 결정한다는 것을 의미합니다. 제약 회사들은 이미 특정 박테리아 종이나 유전자 변형 박테리아가 항암 면역 반응을 더욱 강화할 수 있는지 연구하고 있습니다. 미래에는 거의 확실하고 정밀하게 항암 면역 반응을 유도하는 박테리아를 생산할 수 있을지도 모르지만, 현재로서는 올바른 프리바이오틱스와 기타 보충제를 섭취하는 것이 암 면역요법이 효과적으로 작동하도록 하는 가장 중요하고 최선의 방법입니다.

항암 면역 반응을 유도하는 장내 미생물을 얻으려면 식단에 무엇을 추가할지뿐만 아니라 무엇을 피할지도 고려해야 합니다. 많은 화학물질, 방부제, 인공 감미료가 식단에 첨가되어 장내 미생물을 혼란시킬 수 있습니다. 안타깝게도 이러한 해로운 성분은 식품에 쉽게 알아볼 수 없도록 숨겨져 있는 경우가 많습니다. 제초제 라운드업(Roundup)의 주성분인 글리포세이트가 식품에서 발견된다는 사실은 많은 사람이 알고 있습니다. 일부 연구에 따르면 낮은 수준의 글리포세이트도 장내 미생물 군집에 영향을 미치므로 이를 피하려면 유기농식품을 섭취하는 것이 가장 좋습니다. 스플렌다(Splenda)를 비롯한 여러 상표로 판매되는 인공 감미료인 수크랄로스(Sucralose)도 장내 미생물 군집에 부정적인 영향을 미칩니다. 수크랄로스라는 이름은 천연 설탕의 일종인 자당(Sucrose)과 발음이 매우 유사하기 때문에 천연성분으로 착각하는 사람도 있습니다. 이 인공 감미료는 비타민과 보충제 등 예상치 못한 곳에서 많이 발견됩니다. 따라서 식품과 보충제를 구입할 때는 주의하고 피해야 합니다.

지난 수십 년 동안 우리는 박테리아와의 전쟁을 치르면서 가능한 모든 제품에 항균제를 넣으려고 노력해 왔습니다. 이 과정은 우리에게 해를 끼치는 나쁜 박테리아로부터 우리를 보호하는 것처럼 보이지만, 역설적으로 유익한 박테리아를 동시에 죽임으로써 건강을 악화시키고 있을 수 있습니다. 항균제 트리클로산(Triclosan)은 치약, 손 비누, 어린이 장난감, 주방용품에 함유되어 있습니다. 그러나 연구에 따르면 트리클로산은 유익한 박테리아도 죽여 암과 싸우는 신체의 능력을 감소시키고 대장염 및 염증성 장 질환과 같은 다른 질환의 발병률을 높일 수 있는 불리한 장내 미생물을 생성할 수 있는 것으로 나타났습니다. 2018년 5월 양(Yang) 연구진들이 사이언스 중개의학(Science Trans lational Medicine)에 발표한 연구에 따르면, 트리클로산은 쥐의 장내 미생물을 변화시켰으며, 3주 동안 80ppm의 트리클로산을 식단에 포함시킨 결과 비피도박테리움 박테리아 수가 75% 감소한 것으로 나타났습니다. 앞서 설명한 바와 같이 비피더스균은 항암 면역 반응에 필요한 핵심 박테리아 그룹이므로 면역 치료를 받는 환자는 트리클로산을 최대한 피하는 것이 가장 좋습니다. 안타깝게도 이 글에서 심각한 우려를 표명했듯이 미국에서는 트리클로산에 대한 노출이 거의 피할 수 없는 상황입니다.

위에서 살펴본 바와 같이 장내에서 항생제와 유사하게 작용하는 물질은 결국 장내 미생물에 영향을 미치기 때문에 글리포세이트, 수크랄로스, 트리클로산 등은 그 자체로는 항생제가 아니지만 섭취하면 장내 미생물에 항생제와 같은 영향을 미치게 됩니다.

프로바이오틱스(Probiotics) 논란

이 장에서 살펴본 바와 같이 올바른 장내 미생물은 신체의 자연적인 항암 면역을 지원할 뿐만 아니라 면역 관문 억제제인 옵디보, 키트루다, 여보이 같은 최신 암 면역요법의 성공에 필수적입니다. 그러나 프리바이오틱스(유익한 장내 미생물의 성장이나 활동을 유도하는 성분)와 프로바이오틱스(체내에 들어가 건강상의 이점을 제공하는 살아있는 박테리아)만으로 암을 치료해서는 안 된다는 점을 강조하는 것이 중요합니다. 암은 일단 발병하면 강력한 방어체계를 갖추고 있기 때문에 프로바이오틱스와 프리바이오틱스 섭취와 같은 변화로 항암 면역 반응을 일으킬 가능성은 거의 없습니다. 이러한 항암 면역 반응이 일어날 수는 있지만, 식이요법이나 보충제를 통해 암이 완치되었다는 소식을 들었다면 이는 환자의 면역 체계가 이미 암과 싸울 준비가 되어 있고 약간의 추가 지원이 필요하다는 의미일 수 있습니다. 그러나 일반적으로 암 환자가 균형 잡힌 면역 체계를 가지고 있을 가능성은 거의 없으므로 식단과 보충제만으로 완치를 기대해서는 안 됩니다. 과학적 근거가 있는 식단과 보충제를 시도하는 것은 분명 가치가 있지만, 다른 과학적 암 치료법을 복합적으로 추구해야 합니다.

새로운 연구의 주요 발견은 가장 성공적인 면역 치료를 촉진하는 장내 미생물 군집의 가장 중요한 지표 중 하나가 장내 미생물 군집의 다양성이라는 것입니다. 이는 장내에는 다양한 종류의 박테리아가 존재한다는 것을 의미합니다. 이러한 이유로 이 연구는 과도한 프로바이오틱스 사용이 실제로 장내 미생물 군집의 다양성을 감소시킬 수 있다고 설명합니다. 이러한 이유로 면역 치료를 받는 환자에게는 주로 비피도박테리움 브레브와 비피도박테리움 롱검 종의 프로바이오틱스를 일주일에 3~4회 보충할 것을 권장합니다. 이렇게 하면 장내 미생물의 다양성을 감소시키지 않으면서 적절한 수준의 프로바이오틱스를 보충할 수 있을 것으로 기대합니다. 또한 특정 프로바이오틱스를 너무 많이 섭취하면 특정 박테리아의 과잉으로 인해 장내 미생물 군집의 다양성이 감소할 수 있습니다. 또한 일부 연구에 따르면 비피도박테리움의 장내 군집을 늘릴 필요는 없으며, 이 박테리아 균주의 통과 효과(pass through effect) 자체가 건강에 도움이 될 수 있다고 합니다. 와르고(Wargo) 등의 연구에 따르면 프로바이오틱스 보충제는 장내 미생물 군집의 다양성을 감소시킬 수 있으며, 장내 미생물 군집의 다양성은 면역 치료 성공의 가장 중요한 측면 중 하나라고 합니다.

또 다른 논란은 프로바이오틱스의 종류가 무수히 많고 표준화되어 있지 않다는 것입니다. 특정 프로바이오틱스가 특정 자가 면역 질환과 대장염 치료에 매우 유용할 수 있다는 연구 결과가 있지만, 암 면역요법은 기본적으로 암에 대한 자가면역 상태를 유도하는 것을 목표로 하므로 자가 면역 질환 치료 연구에 사용된 특정 프로바이오틱스가 암 치료에 가장 좋은 방법은 아닐 수 있습니다. 예를 들어, 조빈(Jobin) 박사는 2018년 미국 임상 종양 협회 면역항암제 학회(ASCO-SITC)에서 VSL#3이라는 프로바이오틱스 제품을 사용하면 생쥐 실험에서 대장 종양의 성장이 증가한다는 동물 연구를 발표했습니다. 아이러니하게도 이 프로바이오틱스는 대장의 염증성 질환을 치료하는 데 매우 효과적이며 염증성 질환이 암으로 전환되는 것을 억제하기도 합니다. 그러나 이 생쥐 연구에서 알 수 있듯이 이미 암이 발생한 경우 암의 성장을 촉진할 수도 있기 때문에 암 환자는 프로바이오틱스 보충제 사용에 주의를 기울여야 합니다. 이 새로운 연구로 인해 프로바이오틱스 사용에 대한 제 입장이 바뀌었습니다. 적어도 시중에서 흔히 볼 수 있는 프로바이오틱스 제품에 대해서는 말입니다. 하지만 저는 여전히 비피도박테리움 브레브와 비피도박테리움 롱검이 함유된 프로바이오틱스 보충제를 믿습니다. 와르고(Wargo)의 연구에 따르면, 장내 미생물의 다양성은 건강한 면역관리를 위해 암 환자에게 중요한 목표입니다. 이는 고섬유질 식단을 통해 가장 잘 달성할 수 있습니다. 또한, 메니(Menni) 연구진은 2017년 9월 11일「오메가-3 지방산 섭취는 중년 이상 여성의 장내 미생물 다양성 및 N-카바밀글루타메이트 생산과 관련이 있다.」는 제목의 연구를 Scientific Reports에 발표했습니다. 오메가3는 종종 암 환자에게 권장되는 보충제이며, 이 연구는 오메가3 섭취가 장내 미생물 군집의 다양성을 증가시키는 데 도움이 될 수 있음을 뒷받침합니다. 식이요법과 보충제를 통해 장내 환경을 개선하기 위해 최선을 다했지만 면역요법이 실패했다면 장내 미생물 군집의 다양성을 개선하기 위해 분변 이식을 고려할 수 있습니다. 물론 면역 치료의 성공에는 장내 미생물 외에도 여러 가지 중요한 측면이 있으므로 장내 미생물 다양성만이 유일한 해답이라고 생각하지 않는 것이 중요합니다. 면역 치료 성공의 또 다른 중요한 측면은 '차가운' 종양을 '뜨거운' 종양으로 바꾸는 방법일 수 있습니다.

위의 권장 사항을 시도하기 전에 항상 의사와 상담해야 합니다. 이 책의 후반부에 암 면역요법 피라미드(Cancer Immunotherapy Pyramid)에서 기본적인 권장 사항을 나열하지만 구체적인 복용량에 대해서는 언급하지 않습니다. 과학 논문에서 사용된 용량은 잘 알려져 있지 않은 경우가 많으며, 우리가 사용하는 용량은 과학적 연구를 통해 추정된 것일 뿐입니다. 또한 이러한 권장 사항은 변경될 수 있으므로 제 웹사이트나 블로그에서 새로운 업데이트를 확인하시기 바랍니다.

윌리엄스 박사(Dr. Williams)의 장내 미생물군집 다양성 증가를 위한 보조제 목록:

1. 프락토올리고당(FOS)을 함유한 프리바이오틱스 (매일 1회)
2. 비피도박테리움(*Bifidobacterium*) 속 균주, 특히 브레브(*breve*)와 롱검(*longum*) 균주가 많이 함유된 프로바이오틱스 (주 3~4회)
3. 크랜베리 추출물, 대황 추출물
4. 췌장효소

5. 아나카르드산이 함유된 캐슈넛이나 캐슈넛 관련 제품 (1회 제공량을 주 1회)
6. 오메가-3

최상의 항암 면역 반응을 위해 장(腸) 건강을 관리했으니 이제 암과 싸우는 데 도움이 될 수 있는 의외의 약물 몇 가지를 살펴보겠습니다. 이러한 예상치 못한 약물 중 일부가 실제로 확실한 항암 작용을 한다는 사실에 놀랄 수도 있습니다.

CHAPTER 10

Unexpected Off-label Drugs To Boost Your Immunity

항암 면역력을 향상시키는 예상치 못한 오프라벨 약물들

암 치료용으로 개발되지 않은 여러 약물이 다양한 메커니즘을 통해 항암 면역을 강화하는 것으로 밝혀진 놀라운 발견이 있었습니다. 또한, 이러한 약물의 일부를 환자의 암 치료 계획에 포함시키면 암과 싸우고 이겨낼 확률이 크게 향상되는 것으로 나타났습니다. 아스피린, 시타글립틴(당뇨병 치료에 사용되는 약물), 시알리스(발기부전 치료에 사용되는 약물)는 암 환자 치료에 괄목할 만한 결과를 보인 약물 중 일부입니다. 암 이외의 치료제로 승인된 다른 많은 약물도 실제로 항암 면역 반응을 증가시킬 수 있습니다. 이러한 오프라벨 약물이 암과 싸우는 데 어떻게 도움이 되는지 살펴보겠습니다.

아스피린(Aspirin)

아스피린의 성분은 2400년 동안 열과 통증을 치료하는 데 사용되어 왔습니다. 아스피린은 기원전 5세기부터 아메리카 원주민, 고대 이집트인, 고대 그리스인들이 껍질과 잎을 약으로 사용했던 버드나무에서 추출한 성분입니다. 19세기 초, 버드나무 껍질에서 살리신이라는 놀라운 효능을 가진 화학물질이 추출되었습니다. 그러나 이 순수한 화학물질은 심각한 위장 장애를 일으켜 사용이 제한되었습니다. 19세기 후반, 바이엘 연구소에서 일하던 독일 화학자 펠릭스 호프만(Felix Hoffman)은 전통적으로 약재로 사용되던 조팝나무(Spiraea)에서 위장 부작용이 훨씬 적은 합성 형태의 살리신을 만들어 냈습니다. 이 합성 화학 물질인 아세틸살리실산은 통증 완화, 염증 및 발열 치료에 효과적이었습니다. 영어 이름인 '스피래아(spiraea)'에 'a-'를 더하고 끝을 'n'으로 바꾸면서 아스피린이라는 제품명이 탄생했습니다. 아스피린은 이제 두통뿐만 아니라 관절염, 심장마비, 심지어 암 치료에도 사용되는 세계에서 가장 보편적으로 사용되는 약물 중 하나입니다

호프만과 바이엘 사(社)가 아스피린을 발명한 이후 100년 동안 아스피린의 성분 자체는 크게 변하지 않았지만, 우리가 알고 있는 아스피린에 대한 지식은 발전해 왔습니다. 아스피린은 비스테로이드성 항염증제(NSAID)로 분류됩니다. NSAID는 통증과 염증을 줄이는 약물 그룹으로, 대장암을 억제하는 것으로 나타났습니다.[9] 아스피린과 마찬가지로 이부프로펜(Ibuprofen)과 나프록센(Naproxen, 상표명: 알리브)은 COX-1 및 COX-2 효소의 활동을 억제하는 방식으로 작용하는 NSAID입니다. 암 치료에 COX 효소 억제가 중요한 이유는 무엇일까? COX-1과 COX-2는 일부 암에서 종종 증가하며 프로스타글란딘 합

성에 기여합니다. 이러한 프로스타글란딘 중 하나인 프로스타글란딘 E2(PGE2)는 종양이 생존하고 번성하도록 돕는 동시에 면역 체계를 억제합니다. 또한 PGE2는 인터페론 및 항암 T세포 반응을 증가시키는 기타 물질의 생성을 억제합니다. 즉, 아스피린을 복용하면 COX-1과 COX-2를 억제하여 PGE2 생성을 억제함으로써 종양의 생존과 확산을 더 어렵게 만듭니다.

연구에 따르면 면역 관문 억제제와 아스피린을 함께 사용하면 종양이 면역 반응을 회피하는 능력을 상쇄할 수 있다고 합니다.[10] 이러한 항암 면역 반응 유도는 아스피린 치료 없이 면역 관문 억제제만으로는 나타나지 않았습니다. 이러한 중요한 발견에도 불구하고 암 면역요법에서 아스피린의 사용은 일반적으로 활용되지 않습니다.

일부 의사는 암 치료에 셀레브렉스(Celebrex)와 같은 NSAID를 권장하지만, 이러한 약물은 COX-2만 억제하고 COX-1은 억제하지 않습니다. 실제로 COX-2를 억제하는 것은 항암 메커니즘의 핵심 부분입니다. 헤네퀴아르(Hennequart) 연구진은 COX-2와 그 부산물인 PGE2가 면역 공격으로부터 종양을 보호하는 데 중요한 역할을 하는 인돌아민 2,3-디옥시게나제 1(IDO1)의 발현을 촉진한다고 지적했습니다. 따라서 COX-2를 억제하면 IDO1이 제공하는 종양 보호 기능을 약화시킬 수 있습니다.[11] IDO1은 면역 세포에 필요한 아미노산인 트립토판을 분해하는 역할을 담당합니다. 본질적으로 IDO1은 면역 세포의 먹이인 트립토판을 분해함으로써 면역 세포를 굶주리게 합니다. 헤네퀴아르의 연구 결과는 셀레브렉스가 어떻게 종양을 억제하는지에 대한 통찰력을 제공합니다. COX-2를 억제하는 것이 효과적일 때가 많지만, 초기 연구 결과에 따르면 암 치료에는 COX-1과 COX-2를 모두 차단하는 것이 중요하다고 합니다. 따라서 COX-1과 COX-2를 모두 차단하는 NSAID인 아스피린은 이론적으로 셀레브렉스보다 항암 효과가 더 우수할 것으로 예상됩니다. 연구는 아직 초기 단계에 있지만, 많은 경우 아스피린이 셀레브렉스 보다 더 효과적인 선택이 될 수 있다는 결론에 도달했습니다. 그러나 셀레브렉스의 장점도 무시할 수 없으므로 NSAID에 대한 위 민감성이 있거나 다른 이유로 아스피린을 복용할 수 없는 환자에게는 셀레브렉스가 좋은 대안이 될 수 있습니다.

그러나 셀레브렉스를 사용하기 전에 복용량과 용량도 중요하다는 점을 명심하는 것이 중요합니다. 셀레브렉스 투여 후 종양 성장이 감소한 생쥐 실험에서는 표준 용량의 5~10배에 달하는 용량이 사용되었습니다. 이러한 연구 결과를 토대로 볼 때, 셀레브렉스와 같은 NSAID를 종양에 직접 주사하는 것이 경구 복용하는 것보다 더 나은 선택이라고 생각합니다. 한 연구에 따르면 셀레브렉스와 항 PD-1 약물(예: 옵디보 또는 키트루다)이 결합된 하이드로겔 약물을 종양에 주입하면 상당한 항암 효과가 있다고 보고한 바 있습니다.[12] 이 생쥐 연구에서 약물을 주입한 종양의 크기가 90%까지 줄어들고 완전히 관해된 것으로 나타났습니다. 이 연구에서 하이드로겔은 종양 미세 환경에서 셀레브렉스와 항 PD-1 약물을 더 높은 농도로 유지하기 위해 사용되었습니다. 이러한 유의미한 항암 효과는 경구 투여로는 달성할 수 없는 고농도의 셀레브렉스를 필요로 하는 것으로 보입니다. 한편, 셀레브렉스를 종양에 직접 주사했을 때 면역억제 사이토카인이 현저히 감소하고 조절 면역세포가 억제되었으며 암과 싸우는 면역 체계가 크게 향상되었습니다.

영국 마취학회지(British Journal of Anaesthesia)에 발표된 또 다른 연구에 따르면 유방암 수술 직전에 NSAID인 케토롤락(Ketorolac) 또는 디클로페낙(Diclofenac)을 사용하면 NSAID를 사용하지 않은 환자에 비해 재발 또는 전이 위험이 6% 감소한다고 보고했습니다.[13] NSAID 치료가 암 생존율에 어떤 영향을 미치는지 정확히 알기는 어렵지만, 매년 4만 명의 미국 여성이 유방암으로 사망한다는 미국암협회의 데이터를 바탕으로 대략적으로 추산하면 6%라는 수치는 미국에서만 매년 최대 2,500명의 생명을 구할 수 있다는 것을 의미합니다. 특히 유방암 환자의 경우 생체검사를 할 때 케토롤락을 사용하는 것을 잊지 않는 것이 중요하다는 점을 다시 한번 강조하고 싶습니다. 아직 양질의 연구가 부족하지만, 암이 퍼진 경우 수술이 원인이 될 수 있습니다. 이는 수술이 성장인자의 방출을 증가시키기 때문입니다. 수술로 발생할 수 있는 암의 확산이 생검으로 발생하지 않는다고 어떻게 확신할 수 있을까? 생체 조직 검사 후에도 성장인자의 방출은 여전히 발생할 수 있으며, 실제로 일부 연구에 따르면 생체 조직 검사 직후 혈관의 종양세포 수가 급격히 증가하는 것으로 나타났습니다. 따라서 케토롤락이 수술로 인한 암의 확산을 줄이는 데 도움이 된다면 조직 검사에도 고려할 가치가 있습니다. 많은 의사가 출혈의 위험 때문에 NSAID 사용을 꺼리지만, 그 위험은 과장된 것 같습니다.

또 다른 연구에 따르면 셀레브렉스가 COX-2를 억제하는 데 효과적일 뿐만 아니라 면역 체계가 종양을 공격하는 데 도움이 될 수 있다고 합니다.[14] 면역요법에 대한 대부분의 관심은 T 세포에 집중되어 있지만, 항암 면역 반응을 억제하는 데 중요한 역할을 하는 종양 관련 대식세포(TAM)도 면역 관문 억제제의 성공 여부를 결정할 수 있습니다. 나카니시(Nakanishi) 등은 COX-2를 억제하면 종양을 보호하는 M2형 TAM을 종양을 공격하는 M1형 TAM으로 전환할 수 있다고 보고했습니다. 이러한 결과는 셀레브렉스가 항암 면역 반응을 향상시킬 수 있음을 시사합니다.

현재까지 아스피린을 종양에 직접 주사하는 것의 효과에 대한 비교 연구는 없습니다. 이는 아스피린이 유럽에서는 일반적으로 정맥주사로 사용되지만 미국에서는 정맥주사로 FDA 승인을 받지 않았기 때문일 수 있습니다. 그럼에도 불구하고 한 연구에서는 아스피린 정맥주사가 편두통 치료에 효과적이라고 보고했습니다.[15] 이는 아스피린을 주사하는 것이 암과 같은 다른 질환에 대해 경구 복용보다 더 효과적일 수 있음을 시사합니다.

제 진료실에서는 환자에게 아침과 저녁으로 325mg 아스피린 2정을 복용하라고 조언합니다. 어떤 경우에는 아스피린 650mg과 셀레브렉스 200mg 2정을 함께 처방하기도 합니다. 그러나 고용량의 아스피린을 처방할 때는 환자의 위장 문제나 출혈 여부를 주의 깊게 관찰해야 합니다. 또한 시술이나 수술 전에 아스피린을 처방할 때는 내부 출혈의 위험이 증가하므로 주의해야 합니다.

아스피린의 항암 효과에도 불구하고 모든 암 환자에게 적합한 것은 아닙니다. 부작용으로는 메스꺼움, 구토, 발진, 신장 손상, 천식 악화, 내부 출혈(위, 장, 뇌) 유발, 천공성 궤양 위험 증가 등이 있습니다. 어린이와 청소년은 뇌와 간에 영향을 미치는 라이 증후군(Reyes Syndrome)의 위험이 있으므로 아스피린을 복용해서는 안 됩니다.

이러한 건강상의 위험 때문에 암 치료 프로그램의 일환으로 고용량 아스피린을 복용하는 것은 반드시 의사의 지시와 감독 하에 이루어져야 합니다. 다시 한번 강조하지만, 절대로 혼자서 아스피린을 복용해서는 안 됩니다.

아스피린과 셀레브렉스는 종양 치료에 효과적인 것으로 입증되었지만, 성공적인 암 치료에는 여전히 많은 어려움이 있습니다. 암이 자라는 종양 미세 환경이 복잡하고 종양의 성장 또는 둔화에 영향을 미치는 변수가 많기 때문입니다. 이러한 종양 미세 환경 요인 중 암 치료에서 가장 중요하게 고려해야 할 것은 종양 주변의 산성도입니다. 종양 주변의 미세 환경이 너무 산성(낮은 pH)이면 종양이 더 빨리 성장할 수 있습니다. 그러나 종양 미세 환경의 pH를 높이고 산도를 낮추기 위한 몇 가지 주요 단계를 수행하면 종양 성장을 억제할 수 있는 가능성이 있습니다. 다음 장에서는 이러한 단계가 무엇이며 의사가 종양 미세 환경을 조정하는 데 어떻게 도움을 줄 수 있는지 설명합니다.

시타글립틴(Sitigliptin)

2006년 제약회사 머크가 자누비아(Januvia)라는 제품명으로 인산염을 처음 시장에 출시했을 때, 그 누구도 인산염이 이렇게 강력한 항암 작용을 할 것이라고 상상하지 못했습니다. 그 이유는 이 약이 효과적인 당뇨병 치료제인 시타글립틴으로 알려진 일반 의약품이었기 때문입니다. 시타글립틴은 기본적으로 DPP-4(Dipeptidyl Peptidase-4)라는 효소를 억제합니다. DPP-4는 인슐린 분비에 중요한 역할을 하는 위장 호르몬을 억제하기 때문에 시타글립틴은 당뇨병을 조절하는 데 매우 효과적입니다.

그러나 DPP-4는 당뇨병 발병에만 기여하는 것이 아니라 종양의 생존과 성장에도 도움이 됩니다. 실제로 종양은 자신을 보호하기 위한 방어 메커니즘으로 DPP-4의 생성을 증가시키는 것으로 보입니다. DPP-4는 면역 체계를 자극하고 면역 세포가 종양과 같은 염증 부위로 이동하는 데 도움이 되는 사이토카인을 분해 및 비활성화합니다. 따라서 암 환자를 치료할 때 면역 자극 사이토카인을 증가시키고 DPP-4를 감소시키면 암 치료에 도움이 될 수 있습니다. 2015년 프랑스 파스퇴르 연구소의 매튜 아놀드(Matthew Arnold) 연구진은 쥐에게 시타글립틴을 경구 투여하면 사이토카인 CXCL10이 증가하여 T세포, 자연살해세포(NK세포), 수지상 세포가 종양 주변으로 이동하여 종양 성장을 억제하는 것을 발견했습니다.[16] 더 중요한 것은 시타글립틴이 DPP-4의 생성을 억제하고 면역 관문 억제제인 항CTLA-4 항체 및 항PD-1 항체 약물과 병용했을 때 동물 실험에서 종양이 완전히 관해되었다는 점입니다.

그래서 저는 암 환자를 항CTLA-4와 항PD-1 약물을 병용하여 치료할 때 일반적으로 냉동 절제술이나 면역요법을 받은 날부터 4주 동안 25~50mg의 시타글립틴을 처방합니다. 환자는 1주 동안 약을 복용한 후 1주 동안 중단하고 다시 1주 동안 복용을 시작하여 1주 복용과 1주 휴약을 반복하여 총 4주 동안 약을 복용하게 됩니다.

믿기 어렵겠지만, 비아그라, 시알리스, 레비트라는 성생활에만 도움이 되는 약이 아닙니다. 이 약들은 암으로부터 여러분의 생명을 구할 수도 있습니다.

비아그라/시알리스/레비트라(Viagra/Cialis/Levitra)

포스트잇과 비아그라의 공통점은 무엇일까? 두 제품 모두 처음에는 실패로 여겨졌지만 결국 큰 성공을 거둔 제품이라는 점입니다. 3M사(社)의 한 과학자가 초강력 접착제를 만들려다 실패한 후, 그 결과 접착제가 거의 없는 포스트잇이 탄생했습니다. 그 후 포스트잇은 책의 페이지를 표시하는 용도로 사용하는 등 다양한 용도로 사용되었습니다. 하지만 어떻게 사용되든 강한 접착제의 실패를 초래한 제품 특성이 오히려 성공의 원인이 되었습니다. 그 성공의 비결은 오랜 시간 접착력을 유지할 수 없는 약한 접착제였습니다. 이 특성은 원래 용도로는 적합하지 않았지만 의도치 않은 용도로는 의외로 유용했습니다.

실데나필(Sildenafil)의 제품명인 비아그라는 고혈압과 협심증 치료를 위해 개발되었습니다. 비아그라는 원래의 목적에는 효과적이었지만, 남성의 발기가 오래 지속되는 이상한 부작용이 있었습니다. 하지만 한 남성의 부작용이 다른 남성에게는 저녁의 즐거운 선물이 될 수 있었습니다. 1996년 고혈압 치료제로 특허를 받은 실데나필은 1998년 발기부전 치료제로 승인되었고, 그 후 다른 유사한 약물인 발기부전 치료제 시알리스와 레비트라가 출시되었습니다.

이러한 약물이 암 치료에 어떻게 도움이 되는지 또는 여성에게 안전한지에 대해 궁금할 수 있습니다. 실제로 이러한 약물은 여성에게도 안전하며 면역 체계에 작용하여 암과 싸우는 데 도움이 됩니다.

비아그라, 시알리스, 레비트라는 모두 포스포디에스테라아제 5(PDE-5) 계열의 약물로, 이 약물의 부작용 중 하나는 면역 체계가 종양과 싸우는 데 필요한 골수 유래 억제 세포(MDSC)를 감소시킨다는 것입니다.

MDSC는 2장에서 설명한 조절 T 세포와 유사하게 작용합니다. 앞서 설명했듯이, 조절 T 세포는 이물질이 면역 체계의 친구인지 적인지 판단하는 역할을 하는데, 안타깝게도 신체 부위를 가장하고 친구인 척하는 교활한 암세포에 쉽게 속아 넘어가기도 합니다. 골수 유래 억제 세포는 조절 T 세포와 마찬가지로 항암 면역 반응을 방해하고 L-아르

기닌을 소모하여 면역을 억제합니다.[17]

아르기닌은 건강한 면역 체계에 필수적인 T세포를 활성화하는 데 필수적인 아미노산입니다. 그러나 암이 발생하면 종양과 조절 면역 세포는 종양 미세 환경에서 아르기닌을 분해하는 아르기나제 1(Arginase 1)을 생성합니다.

이 과정을 제어하는 한 가지 방법은 PDE-5 억제제를 사용하는 것입니다. PDE-5 억제제는 골수 유래 억제 세포(MDSC)를 감소시키고 아르기나제 생성을 억제하여 종양의 성장과 증식을 돕는 인자를 제거합니다. 항암 면역 반응에서 MDSC의 역할은 암 연구에서 뜨거운 감자로 떠오르고 있지만, 현재로서는 MDSC를 제어할 수 있는 구체적인 치료법은 없습니다. 현재 가장 효과적인 PDE-5 및 아르기나제 1 억제제는 발기부전 치료제로 널리 사용되는 비아그라, 시알리스, 레비트라입니다.

물론 여성도 안전하게 복용할 수 있습니다. 일부 여성과 제약회사 마케팅 팀이 기대했던 것처럼 여성의 성욕을 증가시키지는 않지만, 남성의 성기로 가는 혈류를 자극하는 것처럼 여성 생식기로 가는 혈류를 증가시킬 수 있습니다. 즉, 성적 자극에 대한 민감도를 높일 수 있습니다. 암과 싸우는 여성의 입장에서 항암 면역 반응의 증가가 보상이라면 성적 자극에 대한 민감성 증가는 그렇게 나쁜 부작용이 아닙니다.

이 책에서 설명하는 다른 치료법과 마찬가지로 이러한 약물은 의사의 감독하에 복용해야 합니다. 비아그라, 시알리스, 레비트라와 같은 약물은 혈압을 크게 낮출 수 있습니다. 경우에 따라 저혈압 환자는 이러한 약물을 사용할 수 없을 수도 있습니다.

디피리다몰(Dipyridamole)

디피리다몰은 관상동맥 및 말초 동맥 질환을 치료하는 데 사용되는 약물입니다. 혈전을 줄이고 혈관을 확장합니다. 1985년 3월 23일자 Lancet에 발표된 로즈(Rhodes) 연구진의 연구에 따르면, 디피리다몰 300mg을 복용한 흑색종 환자의 5년 생존율은 77%로, 디피리다몰을 사용하지 않은 환자의 예상 생존율 32%에 비해 높았습니다. 초기 연구에서는 이 약물이 혈소판 응집을 감소시켜 암세포가 혈액에 퍼져 다른 부위에 달라붙어 전이를 일으키는 능력을 감소시키는 메커니즘이 제시되었습니다. 2013년 1월호 임상 및 실험 전이(Clinical & Experimental Metastasis) 저널에 실린 「디피리다몰이 삼중음성 유방암의 진행을 예방한다.」는 연구에서 스파노(Spano) 연구진은 마우스 모델에서 디피리다몰이 원발성 암을 67.5% 감소시키고 전이 형성을 47.5% 감소시킨다는 사실을 입증했습니다. 이 연구에 따르면 디피리다몰은 항암 면역 반응을 촉진하는 종양 관련 대식세포(TAM)와 골수 유래 억제 세포(MDSC)를 모두 유의미하게 감소시키는 것으로 나타났습니다. 또한 디피리다몰은 면역 체계를 억제하는 대사산물인 아데노신을 감소시킵니다. 이 연구는 디피리다몰이 항암 면역 반응을 촉진하는 여러 가지 메커니즘이 있다는 것을 보여줍니다.

졸레드론산(Zoledronic acid)

졸레드론산은 특히 유방암에서 뼈 전이로 인한 골절을 예방하는 데 일반적으로 사용됩니다. 연구에 따르면 졸레드론산을 사용하면 향후 유방암으로 인한 골 전이의 확산을 줄일 수 있다고 합니다. 2010년 12월 10일, 코시아 연구진은 「졸레드론산은 종양 관련 대식세포(TAM)를 재분극시키고 메발론산 경로를 조절하여 유방암 발생을 억제한다.」라는 제목의 연구를 세포 및 분자 의학 저널(Journal of Cellular and Molecular Medicine)에 발표했습니다. 이 연구에 따르면 졸레드론산은 혈관내피세포 성장인자(VEGF)와 종양을 보호하는 TAM을 동시에 감소시켜 항종양 면역 반응을 향상 시킬 수 있는 것으로 나타났습니다.

심바스타틴(Simvastatin)

심바스타틴은 콜레스테롤 합성을 억제하는 HMG-CoA 환원 효소 억제제(스타틴 계열)입니다. 2015년 12월 14일 Scientific Reports에 게재된 리우(Liu) 연구진의 연구를 포함한 여러 연구에 따르면 심바스타틴은 IL-6의 생성을 감소시킬 수 있는 것으로 나타났습니다. IL-6는 면역억제를 유발하는 사이토카인입니다. 다른 연구에 따르면 커큐민과 함께 복용하면 이러한 효과가 증가할 수 있다고 합니다.

라파마이신(Rapamycin)

라파마이신은 포도당 대사와 세포 증식을 차단하는 라파마이신 포유류 표적 라파마이신(mTOR: Mechanistic target of rapamycin) 억제제의 일종입니다. 그러나 이 약물은 용량 의존적으로 작용하며 암을 치료할 때 원치 않는 조절 T세포의 증가를 유도할 수도 있습니다. 라파마이신은 또한 암세포와 마찬가지로 면역 세포의 증식을 감소시킬 수 있습니다. 따라서 라파마이신은 암 치료제로서 가능성을 보이지만 의사의 세심한 감독 하에 사용해야 합니다.

메트포르민(Metformin)

메트포르민은 근육에서 포도당 흡수를 증가시키고 간에서 포도당 합성을 감소시키는 대표적인 당뇨병 약물입니다. 또한 mTOR를 억제하여 세포 증식을 감소시킵니다. 메트포르민은 또한 암세포를 죽이는 T세포를 증가시켜 종양 축소를 유도할 수 있습니다.

메파진/비페리덴(Mepazine/Biperiden)

메파진은 페노티아진 계열의 항정신성 약물입니다. 비페리덴은 파킨슨병 치료에 사용되는 합성 아세틸콜린 수용체 길항제입니다. 두 약물 모두 면역계의 신호 전달 경로에 관여하는 분자 복합체인 CBM 시그널로좀 복합체(CARD11-BCL10-MALT1 signalosome complex)와 관련된 MALT1을 억제합니다.

2018년 10월, 필라토(Pilato) 연구진은 「CBM 복합체의 억제가 T 조절 세포를 조절하여 면역 관문 억제제가 종양에 더 효과적」이라는 제목이 논문을 Nature Research에 발표했습니다. 이 연구는 메파진을 사용하여 MALT1을 억제하면 면역 반응 측면에서 '차가운'(약한) 종양을 '뜨거운' 종양으로 바꿀 수 있음을 보여주었습니다. 동물 모델에서 PD-1 면역 관문 억제제 단독 치료에 반응하지 않는 동물에 메파진과 PD-1 억제제를 병용 투여한 결과, 종양이 재발하지 않고 제어되는 항암 면역 반응이 나타났습니다. 대부분의 암은 공격적인 면역 세포의 침투가 부족하고 종양을 보호하는 조절 면역 세포가 우세하기 때문에 PD-1 면역 관문 억제제에 반응하지 않아 이러한 발견이 중요합니다. 이 연구는 또한 MALT1 억제가 실제로 조절 면역 세포를 종양에 대한 더 공격적인 면역 세포로 전환할 수 있음을 보여주었습니다. 대부분의 면역 치료제는 일반적으로 조절 면역 세포를 죽임으로써 종양을 축소하지만, 이 약물은 종양 미세 환경에서 조절 면역 세포를 종양을 공격하도록 전환하는 독특한 이점이 있습니다.

미페프리스톤(RU-486)

미페프리스톤 또는 RU-486은 흔히 프랑스 낙태약으로 알려진 항프로게스테론 약물입니다. 이 약물은 항암 효과로 인해 유망하지만, 낙태를 둘러싼 논란과 국가마다 다른 낙태법으로 인해 의사의 처방이 있어도 구하기 어려울 수 있습니다.

임신은 산모의 면역 체계가 태아를 공격하지 않도록 산모를 면역 저하 상태에 놓이게 하는 것으로 알려져 있습니다. 이러한 임신으로 인한 면역억제는 프로게스테론 및 프로게스테론 유도 차단 인자(PIBF)와 관련이 있습니다. PIBF는 암에서 면역억제를 유발하는 여러 가지 작용을 할 수 있는 것으로 알려져 있으며, 그중 하나는 자연 살해 세포(NK세포: Natural killer cell)의 기능을 감소시키는 것입니다. 또한 암세포는 항암 면역 반응에 대한 방어 메커니즘으로 PIBF를 생성하는 것으로 알려져 있습니다. 일부 사례 보고 연구에 따르면, 기존의 화학요법과 면역요법에 실패한 환자가 미페프리스톤을 복용했을 때 생존율이 크게 개선된 것으로 나타났습니다. 이러한 생존율 증가는 폐암, 신장암, 심지어 예후가 좋지 않은 악성 뇌종양인 교모세포종(GBM)에서도 나타났습니다. 기술적으로 체내 PIBF 생성을 측정하여 특정 암 환자에서 면역 억제제로 작용할 수 있는지 확인할 수 있습니다. 현재로서는 연구가 부족하지만, 미페프리스톤이 다른 암 면역요법과 시너지 효과를 낼 수 있다고 추론할 수 있습니다. 앞으로 더 많은 연구가 진행되기를 기대합니다.

싸이모신 알파 1(Thymosin α1)

싸이모신 알파1은 흉선이 없는 동물의 면역 기능을 향상시키는 펩타이드이며, 사람의 면역 기능도 개선하는 것으로 보입니다. 동물 실험에서 싸이모신 알파1은 화학요법으로 인한 면역억제의 일부 측면을 회복시켰습니다. 싸이모신 알파1은 T 세포 기능을 향상시키고 IL-2 및 IFN-γ와 같은 면역 자극 사이토카인의 생산과 NK 세포 활동을 증가시킵니다. 또한 싸이모신 알파1은 톨유사수용체 9를 상향 조절합니다. 싸이모신 알파 1의 또 다른 중요한 항암 기전은 주소식 적합성 복합체 1형(MHC-I)의 발현을 증가시켜 암이 면역 체계로부터 숨을 수 있는 일반적인 메커니즘에 대응할 수 있다는 것입니다.

싸이모신 알파 1은 일반적으로 만성 간염 치료에 사용됩니다. 위에서 설명한 항암 메커니즘은 싸이모신 알파 1이 암에 대한 면역 반응을 강화하는 데 유용할 수 있다는 합리적인 아이디어를 제공하지만, 연구는 여전히 제한적입니다. 싸이모신 알파 1은 일반적으로 인슐린처럼 피하 투여하며, 보통 일주일에 두 번 투여합니다.

메벤다졸/펜벤다졸/레바미솔(Mebedazole/Fenbedazole/Levamisole)

구충제 레바미솔은 과거에 환자들에게 사용했던 약품이기 때문에 간단히 언급하려고 했지만, 개 구충제 펜벤다졸을 비타민 및 보충제요법과 함께 사용하여 암을 성공적으로 치료한 조 티펜스(Joe Tippens)라는 사람에 대한 유명한 일화가 있기 때문에 조금 더 자세히 설명하고 싶었습니다. 이러한 유형의 치료법은 소수의 환자들이 자신만의 특별한 방법으로 놀라운 성공을 거두면서 알려지게 되었습니다. 멕시코의 한 동료는 4년 전 저에게 레바미솔에 대해 이야기하면서 암 환자에게 구충제를 사용하는 것이 드물지 않다고 말했습니다. 또한 그는 10년 동안 레바미솔을 사용하여 대장암이 완전히 관해된 환자를 단 한 명밖에 보지 못했다고 말했습니다. 물론 10년 동안 단 한 건의 성공 사례가 별거 아닌 것처럼 보일 수도 있지만, 그 환자에게는 인생을 바꾼 사건이었을 것입니다.

레바미솔에 대한 데이터는 제한적이지만, 2007년 첸(Chen) 연구진은「레바미솔이 인간 단핵구 유래 수지상 세포의 활성과 성숙에 영향을 미쳐 면역 반응을 향상시킨다.」는 제목의 논문을 발표했습니다. 2000년대 초반에 화학요법과의 시너지 효과를 보여주는 몇 가지 인간 연구가 있었지만 특별히 주목할 만한 것은 없었습니다. 약 2년간 암 치료에 이 약을 사용했지만 그 효과는 불분명했습니다. 또한 레바미솔은 면역 자극 효과가 있지만 면역억제를 유발할 수도 있습니다. 단기간 동안 고용량으로 투여 후 일정기간 투여하지 않는 방식인 진동(pulse) 또는 간헐적 투여를 통해 이 약의 면역억제 부작용을 피할 수 있을 것으로 보입니다. 그러나 저는 이를 뒷받침할 만한 양질의 데이터가 부족하다고 생각하고, 다른 면역요법의 효과를 상쇄할 위험을 감수하고 싶지 않아서 이 약의 사용을 중단했습니다.

펜벤다졸에 대해서도 많은 것을 찾지 못했습니다. 이는 이렇게 저렴한 약에 대한 연구 자금이 어려울 수 있기 때문일 수 있습니다. 「비타민 보충제와 병용한 펜벤다졸의 예상치 못한 항암 효과」라는 제목의 가오(Gao) 연구진의 논문에 따르면 비타민 보충제나 펜벤다졸 단독으로는 종양 성장을 억제하는 데 아무런 효과가 없었다고 설명합니다. 또한 펜벤다졸 단독 복용은 실제로 종양 성장을 증가시키는 것으로 나타나 우려스러운 점이 있습니다. 그러나 이 연구에 따르면 펜벤다졸과 비타민을 동시에 정상 수준보다 높게 복용하면 종양 크기가 감소하는 것으로 나타났습니다. 저는 펜벤다졸을 환자에게 사용한 경험이 거의 없지만 일부 환자에서 종양 성장률이 증가하는 것을 관찰했습니다. 보시다시피, 특정 약물이 어떤 사람에게는 효과가 있지만 다른 사람에게는 상태를 악화시키는 경우가 종종 있습니다. 그 이유는 아마도 치료 용량과 도움이 되지 않는 용량의 차이가 크지 않기 때문일 것입니다. 따라서 이러한 약물을 사용할 때는 정확한 용량을 사용하는 것이 중요합니다.

조 티펜스가 불러일으킨 구충제 계열의 약물에 대한 관심이 오프라벨 약물에 대한 더 많은 연구로 이어져 항암 메커니즘에 대한 더 나은 이해로 이어지길 바랍니다. 암 환자에게 도움이 될 수 있는 오프라벨 약물에 대한 정보를 제공한 제인 맥클랜드(Jane McClelland)와 조 티펜스 같은 분들께 박수를 보냅니다. 제인의 저서 『암을 굶기는 치료법(How to Starve Cancer)』과 그녀의 페이스북 페이지 암에 대한 그녀의 페이스북 페이지 'Jane McLelland Off Label Drugs for Cancer'는 꼭 확인해 볼 가치가 있습니다.

이제 다음 장에서는 베이킹소다, 위산분비 억제제 등을 활용하여 암 치료 칵테일을 더욱 강력하게 만드는 방법에 대해 알아보겠습니다.

CHAPTER 11

The Acidic Tumor Microenvironment and Metabolic Immune Checkpoint

대사적 면역관문으로서의 산성 종양미세환경

미식축구에서는 '경기의 승패는 참호에서 결정된다(Games are won and lost in the trenches)'는 말이 있습니다. 참호는 미식축구에서 공격 라인과 수비 라인이 서로 마주 보고 있는 스크리미지 라인을 비유하는 말로, 스크리미지 라인에서 눈에 잘 띄지 않는 위치에 있는 선수들이 경기의 승패를 결정짓는다는 뜻입니다.

암에서 전투가 벌어지는 참호는 면역체계의 공격을 무력화시키는 종양 미세환경(TME: Tumor microenvironment)입니다. 암이 계속 진행되는 것은 대개 면역 체계가 암을 인식하고 제거하는 능력이 부족하기 때문입니다. 암은 생존을 위해 면역 체계를 피해야 합니다. 종양 미세 환경을 산성으로 만드는 것은 암이 면역 체계를 무력화하기 위해 사용하는 주요 대사 방법 중 하나입니다. 앞서 암이 골수 유래 억제 세포

(MDSC), 조절 T 세포(Treg), 종양 관련 대식세포(TAM)와 같은 억제 면역 세포를 동원하는 방법을 설명했습니다. 또한 종양은 면역 세포의 면역관문 수용체에 결합하여 PD-1, CTLA-4, TIM-3, Lag-3 등 면역 체계의 공격을 차단할 수 있습니다.

암세포는 일반적으로 전부는 아니더라도 대부분의 정상세포와 다른 에너지 대사를 하는 것으로 알려져 있습니다. 이러한 암세포의 비정상적인 에너지 대사 과정인 호기성 해당 작용(Aerobic glycolysis)의 부산물인 젖산은 암에 대한 면역 반응을 더욱 억제할 수 있습니다. 호기성 해당 작용은 비효율적인 에너지 대사 방법으로 알려져 있지만, 그 부산물은 암세포의 생존에 추가적인 이점을 제공합니다. 호기성 해당 작용의 특징 중 하나는 종양에서 젖산 방출이 증가하여 종양 미세 환경이 산성화된다는 것입니다.

베이킹소다의 산 중화 특성으로 인해 의사를 비롯한 많은 암 전문가들은 암 치료에 탄산수소나트륨(Sodium bicarbonate)을 권장합니다. 종양은 포도당을 사용하여 다량의 산을 생성함으로써 에너지를 대사하고, 그 결과 생성된 산성 종양 미세 환경을 유리하게 이용합니다. 산성 종양 미세 환경은 면역 체계를 억제하고 종양을 공격하는 면역 세포의 생존을 어렵게 만듭니다. 일반적으로 암이 포도당 대사(호기성 해당 작용)를 선호하는 것을 와버그 효과(Warburg Effect)라고 합니다. 와버그 효과는 1924년 노벨상 수상자인 오토 와버그가 종양이 다량의 포도당을 대사하여 에너지를 얻고, 그 과정에서 항종양 반응을 현저히 억제하는 다량의 젖산을 생성한다는 사실을 발견한 데서 유래한 이름입니다. 또한 산성은 종양 자체에 좋지 않기 때문에 암세포는 더 많은 산 펌프를 사용하여 암세포 밖으로 산을 배출하여 암세포 내부의 산도를 낮추고 암세포 주변의 산도를 높입니다. 마치 종양이 면역 체계를 죽이는 살상제를 주변에 뿌리는 것과 같습니다. 2016년 브랜드(Brand) 연구진은 유전자 변형을 통해 젖산을 덜 생산하도록 종양을 조작하면 면역 체계가 암세포를 더 잘 공격할 수 있기 때문에 종양의 성장 속도가 느려진다는 사실을 발견했습니다.[18] 또한 종양 미세 환경의 산성화는 사이토카인, 특히 인터페론 감마(IFN-γ)의 생성을 감소시킵니다. IFN-γ는 면역 세포 간의 통신에 필요한 단백질로, 암과 싸우는 T 세포를 생성하는 데 도움이 되기 때문에 암 치료에 중요한 역할을 합니다. 종양 미세 환경의 pH가 너무 산성이면 T세포 기능이 거의 완전하게 억제될 수 있습니다.

따라서 암과의 싸움에서 면역 체계의 항암 면역 반응을 극대화하려면 종양 미세 환경을 낮은 산도 수준으로 유지해야 합니다. 이런 맥락에서 베이킹 소다의 사용이 이야기 되는 것입니다.

2015년 생쥐를 대상으로 한 연구에서 필론-도마스(Pilon-Thomas) 연구진은 탄산수소나트륨을 경구 투여하면 항PD-1 및 항 CTLA-4 면역요법의 효과가 크게 향상된다는 사실을 발견했습니다.[19] 그러나 탄산수소나트륨만으로는 종양 성장 억제에 큰 영향을 미치지 못했습니다. 이 연구에서 탄산수소나트륨과 면역요법을 병행했을 때의 결과가 특히 희망적이었습니다. 이러한 발견으로 인해 많은 사람들이 종양 미세 환경의 pH를 높이면(산성을 낮추면) 암 치료에 도움이 될 것이라고 생각할 수 있지만, 이 연구는 단순히 pH를 높이는 것만으로는 충분하지 않다는 것을 시사합니다. 결과적으로 탄산수소나트륨은 이론적으로 면역요법을 받는 환자에게 도움이 될 수 있습니다. 핵심 질문은 "종양 성장을 억제할 수 있을 만큼 종양 미세 환경의 산도를 낮추려면 베이킹소다를 얼마나 넣어야 하는가?"입니다.

필론-토마스 등이 권장하는 복용량은 하루 체중 1kg당 800mg입니다. 이를 기준으로 150파운드(약 68kg)의 환자는 하루에 54.4그램(54,400mg)의 베이킹소다를 섭취해야 합니다. 베이킹소다 1티스푼에는 약 4.8g의 탄산수소나트륨이 함유되어 있으므로 권장량은 3.77큰술(1큰술 = 3티스푼), 즉 약 1/4컵이 됩니다. 그러나 이러한 고용량은 메스꺼움, 구토, 근력 약화, 발과 발목의 부종, 혼란, 심지어 울혈성 심부전으로 이어질 수 있는 대사성 알칼리증과 같은 합병증을 유발할 수 있습니다. 이러한 이유로 저는 프로톤 펌프 억제제(PPI)를 사용하여 종양 미세 환경의 pH를 높입니다(산성도 감소).

PPI는 위의 산도를 낮추어 위염, 위궤양, 위산 역류로 인한 식도 손상을 치료하는 데 일반적으로 사용됩니다. PPI 약물은 종양에서 분비되는 산의 양을 억제하여 종양 미세 환경의 pH를 높이는 데에도 사용할 수 있습니다. 2010년에 비슈바카르마(Vishvakarma) 연구진은 PPI 판토프라졸(Pantoprazole, 제품명: 프로토닉스)이 다른 PPI와 마찬가지로 종양 미세 환경의 pH에 영향을 미칠 뿐만 아니라 종양 관련 대식세포(TAM)를 종양 보호 상태에서 종양 공격 상태로 전환하는 데 도움이 된다는 것을 입증했습니다.[20] 이 발견은 판토프라졸의 사용이 종양 미세 환경의 산도를 줄일 뿐만 아니라 면역 체계의 종양 퇴치 능력을 향상시킬 수 있음을 시사합니다.

히스타민 2 수용체 차단제(Histamine receptor 2 blocker)인 라니티딘(Ranitidine)은 생쥐의 항암 면역 반응에 영향을 미치는 것으로 밝혀진 또 다른 제산제입니다. 2016년 3월 10일, 빌라-리헤이(Vila-Leahey) 연구진은 라니티딘이 골수 유래 억제 세포(MDSC)를 감소시키고 종양 성장을 억제한다고 국제 학술지 종양면역학(Oncoimmunology)에 보고했습니다. 또한 2018년 8월 15일, 로저스(Rogers) 연구진은 라니티딘의 항암 면역 반응이 항체와 B세포에 의해 주도된다는 내용의 연구를 Frontier Immunology에 발표했습니다. 항체와 B세포 반응은 암 면역 치료 연구에서 T세포에 비해 주로 뒷전으로 밀려났지만 여전히 매우 중요합니다. 라니티딘은 암 면역 치료의 이러한 미개척 영역(B세포 반응 및 항체 면역)을 향상시키는 데 사용할 수 있습니다.

암세포의 비정상적인 포도당 대사는 대표적인 면역 억제물질인 젖산의 생성으로 이어지기 때문에 암세포의 포도당 대사를 억제하여 면역 반응을 향상시킬 수 있는 여러 가지 잠재적 전략이 있습니다.

그러나 암 치료에 대해 이해해야 할 한 가지 중요한 점은 항상 균형이 필요하다는 것입니다. 예를 들어, 활성화된 면역 세포는 암세포와 유사합니다. 즉, 활성화된 면역 세포는 빠른 에너지 대사 덕분에 더 많이 성장하고 확산됩니다. 따라서 암세포와 마찬가지로 면역 세포도 포도당을 더 많이 사용하여 활동을 촉진합니다. 면역 세포와 암세포의 이러한 유사성 때문에 이 장의 서두에서 암세포는 전부는 아니더라도 대부분의 정상세포와 포도당 대사가 다르다고 강조했습니다.

항암 면역 반응을 강화하려면 암세포를 굶주리게 하는 것과 면역 세포에 영양을 공급하는 것 사이의 균형을 찾는 것이 중요합니다.

3-브로모피루브산(3BP: 3-Bromopyruvate)

3-브로모피루브산(3BP)은 암세포의 포도당 대사를 차단할 수 있는 가장 강력한 약물 중 하나입니다. 그러나 암 치료 분야는 논란이 많은 분야이며 3BP도 예외는 아닙니다. 이 이야기는 인터넷에 꽤 잘 기록되어 있습니다. 솔직히 저는 3BP를 발견한 고영희 박사(Young Hee Ko)를 잘 알고 있고 친구로 생각하고 있습니다.

3BP의 개발 스토리는 상당히 비극적입니다. 개발 과정을 간략히 설명하자면, 2000년대 초 존스홉킨스 대학의 연구원인 고 박사는 3BP를 종양에 직접 주사하면 쥐의 암이 100% 치료된다는 논문을 발표했습니다. 이 소식은 큰 반향을 일으켰고 사람들은 암을 치료할 수 있는 방법이 발견되었다고 생각했습니다. 얼마 지나지 않아 고 박사는 존스홉킨스에서 해고당했습니다. 해고 이유는 불분명했습니다. 이로 인해 약품에 대한 권리를 놓고 거의 10년에 걸친 긴 싸움이 이어졌습니다. 대형 제약사의 제품개발 방해가 있었을 겁니다. 3BP가 작용하는 메커니즘은 포도당 대사를 차단하여 암이 에너지를 생성하지 못하도록 하여 암세포를 죽이는 것입니다. 또한 3BP는 정상세포에는 큰 손상을 주지 않고 암세포에만 특이적으로 작용합니다. 암을 치료할 수 있는 해답처럼 들리지 않으시나요?

저는 다른 어떤 의사보다 3BP에 대한 경험이 많습니다. 실제로 3BP는 훌륭한 암 치료 도구이자 면역요법의 좋은 보조제가 될 수 있습니다. 안타깝게도 3BP만으로는 대부분의 환자에서 암을 치료할 수 없습니다. 암은 3BP에 의한 포도당 대사 억제를 우회하고 다른 에너지원을 대사하여 에너지 필요를 충족하고 생존하는 방법을 찾아냅니다. 게다가 종양 내부에 3BP 약물을 투여하는 것은 간단하지 않습니다. 3BP

는 체내에서 빠르게 대사되기 때문에 실제로 종양에 도달하는 양은 거의 없습니다. 이러한 이유로 많은 임상시험에서 전신 효과가 있는 정맥 내 3BP를 제공하기 시작했습니다. 대부분의 암 환자는 정맥주사로 3BP를 투여해도 만족스러운 결과를 얻지 못했다는 사실을 들어본 적이 없을 것입니다. 그러나 정맥주사는 일반적으로 효과가 없으며 심지어 신체에 해로울 수 있다는 것을 알고 있습니다. 반면에 종양에 직접 주사하여 3BP로 국소 치료하면 면역 반응을 강화하여 항암 T 세포와 자연 살해 세포(NK 세포)를 증가시킬 수 있습니다. 저의 관련 연구는 면역요법과의 병용을 포함하여 3BP의 국소 또는 동맥 내 주입을 사용하여 수행되었습니다. 전신 효과가 있는 정맥 내 3BP 치료는 면역 세포의 해당 작용을 차단하여 면역 반응을 억제하고, 종양을 보호하는 조절 면역 세포의 생성을 촉진하는 호기성 대사 작용인 산화적 인산화(OXPHOS)로 전환하도록 유도합니다. 또한 살아남은 종양이 굶주림을 느끼고 이를 보상하기 위해 성장 속도를 높이는 반동 효과(rebound effect)도 있는 것으로 보입니다. 이 현상은 화학요법에서 관찰되는 일부 반동 효과와 다르지 않습니다. 분명히 3BP는 면역 반응을 촉진하는 등 암 치료에서 중요한 역할을 할 수 있습니다. 그러나 다시 한번 강조하지만, 이러한 효과는 주로 종양에 직접 주사하거나 동맥 내 주입을 통해 얻을 수 있으며 정맥 주입과 같은 전신 방법을 사용할 때는 그다지 효과적이지 않을 가능성이 높습니다.

포도당 대사를 치료적으로 표적으로 하는 또 다른 방법은 포도당에서 생성된 피루브산을 젖산으로 전환하는 데 관여하는 효소인 젖산탈수소효소(LDH-A)를 억제하는 것입니다. LDH-A는 종양 미세 환경의 낮은 산소 수준에서도 포도당으로부터 에너지를 생성하는 데 도움을 주는 암 생존의 핵심 요소입니다. 또한, 생성된 젖산은 암을 공격하는 많은 면역 세포를 억제하고 종양을 보호하는 면역 세포를 강화하는 강력한 면역 억제제입니다. 따라서 LDH-A를 억제하는 것은 미래의 중요한 암 치료 표적 중 하나입니다. LDH-A 억제제로서 연구 중인 두 가지 약물은 FX11과 옥사메이트(Oxamate)입니다.

종양의 비정상적인 에너지 대사와 면역 반응에 대한 자세한 내용은 생화학 및 생물물리학 협회지(Biochimica et Biophysica Acta)에 게재된 길(Gill) 연구진의 논문「암 치료제로서의 해당 작용 억제와 항암 면역 반응에서 해당 작용 억제의 역할」을 참고하시기 바랍니다.

종양 미세 환경의 산성도를 낮추는 것은 종양 증식과 성장을 최대한 불리하게 만들면서 면역 체계의 항종양 효과를 극대화하기 위해 미세 환경을 조작하는 복잡한 과정의 첫 단계에 불과합니다. 이 목표를 달성하기 위해 포도당, 산소, 아미노산의 수준을 조절하려고 노력하고 있습니다. 구체적으로, 종양 미세 환경에서 이용 가능한 포도당 수준을 낮추고 산소 농도를 높이며 아미노산 트립토판을 증가시키고자 합니다. 반면에 일부 다른 아미노산은 오히려 암 성장을 증가시킬 수 있습니다.

종양은 트립토판을 대사 및 분해하여 면역 체계를 억제합니다. 이 과정에서 인돌아민 2,3-디옥시게나제(IDO: Indoleamine 2,3-dioxygenase)라는 효소가 체내 트립토판 수치를 낮추고 T 세포의 생성을 억제합니다. 이 개념에 착안하여 트립토판 유사체인 인독시모드(Indoximod)가 개발되어 IDO의 생성을 억제합니다. 종양 미세 환경에서 트립토판이 분해되는 것을 방지함으로써 인독시모드는 항암 면역 반응을 향상시키는 데 사용될 수 있습니다. 지금까지 IDO 억제제에 대한 연구는 당초 기대만큼 성공적이지 못했지만, 지금까지 설명한 많은 약물과 마찬가지로 이는 올바른 약물 조합, 올바른 환자 그룹 또는 양쪽 모두에 문제가 있어서일 수 있습니다.

한편, 영국 케임브리지 암 연구소의 그렉 해논(Greg Hannon) 교수의 연구에 따르면 체내에서 생성 될 뿐만 아니라 많은 음식, 특히 아스파라거스에서도 발견되는 영양소인 아스파라긴은 유방암의 성장률을 증가시킨다는 사실이 밝혀졌습니다. 따라서 그는 유방암 환자에게 저 아스파라긴 식단을 권장합니다. 그러나 현실적으로 저 아스파라긴 식단을 유지하기가 어렵기 때문에 L-아스파라기나아제와 같이 체내 아스파라긴 수치를 낮추는 약물이 더 효과적 일 수 있습니다.

보시다시피 암이 번성하는 복잡한 종양 미세 환경을 통제하는 것은 간단한 일이 아니지만, 이 복잡한 과정에 대한 과학적 이해가 깊어지면 암을 더 잘 치료할 수 있을 것입니다. 종양 미세 환경의 산도를 낮추고 필수 아미노산인 트립토판을 증가시킴으로써 종양을 굶겨 죽이는 동시에 면역 체계에 영양을 공급할 수 있습니다. 그러나 이 복잡한 과정을 상세하고 총체적으로 이해하지 못하면 표준 면역 관문 억제제는 실패하는 경우가 많습니다. 종양 미세 환경의 산도, 아미노산, 포도당, 산소 수준을 정확하고 정밀하게 균형을 맞춰야만 면역 체계가 암을 물리칠 수 있는 최상의 기회를 제공할 수 있습니다. 이 과정에 대한 우리의 과학적 지식은 매우 빠른 속도로 끊임없이 진화하고 개선되고 있습니다. 우리가 더 많은 지식을 얻을수록 더 빠르게 진화할 것입니다. 면역 치료 분야의 지식도 빠르게 발전하고 있기 때문에 면역 치료의 전망은 매우 밝습니다. 우리는 이제 암 완치에 도달할 수 있는 중요한 전환점에 와 있습니다. 암 환자들을 위한 미래는 매우 밝습니다.

암 대사(Cancer metabolism)를 억제하기 위해 천연성분과 오프라벨 약물을 사용하는 방법에 대해 더 자세히 알고 싶으시다면, 제인 제인 맥클랜드(Jane McLelland)의 『암을 굶기는 치료법(How to Starve Cancer)』을 읽어보시는 것은 추천합니다. 그녀는 암의 대사 측면을 매우 잘 이해하고 있으며, 암의 대사성 면역 관문(Metabolic checkpoint)을 이해하는 것이 종양에 의한 면역 체계 억제 문제를 해결하는 열쇠라고 확신합니다.

CHAPTER 12

Predicting Immunotherapy Response —Laboratory Testing and Biomarkers

실험실 검사 및 생체표지자를 통한 면역요법

암 면역 치료에서 가장 어려운 문제 중 하나는 어떤 환자가 면역 치료에 가장 적합한지, 어떤 면역항암제가 가장 효과적인지를 결정하는 것입니다. 이 분야에 대한 이해의 격차가 여전히 크다는 것은 인정하지만, 한 가지 희망적인 점은 종양 내 면역 치료가 부작용 위험을 낮추고 치료 성공률을 높일 수 있을 뿐만 아니라 비용을 낮추고 치료 시간을 단축할 수 있어 면역 반응을 이해하고 예측하는 것이 덜 중요해질 수 있다는 점입니다. 또한, 일부 종양 내 면역요법은 환자의 생체 지표 및 기타 검사 결과에서 면역요법에 적합한 후보가 아닌 것으로 나타난 경우에도 항암 면역 반응을 유도할 수 있습니다. 한 가지 명심해야 할 점은 면역 치료 반응을 예측하는 것으로 알려진 많은 생체 지표와 검사는 상황에 따라 역동적으로 변화할 수 있다는 것입니다. 예를 들어, 암세포는 프로그램 세포사멸 단백질 리간드 1(PD-L1: Programmed death-ligand 1)과 같은 단백질을 증가시킬 수 있으며, 이는 종종 항 PD-1 치료의 예측 지표로 사용됩니다. 즉, 종양 생체 검체에서 수행되는 PD-L1 염색과 같은 정적 검사는 면역요법에 대한 잠재적 치료반응을 결정하는 최선의 수단이 아닐 수 있습니다. 또한 종양의 중앙 또는 바깥쪽 가장자리에서 샘플을 채취하는 위치에 따라 PD-L1 발현 수준이 크게 달라질 수 있습니다.

PD-L1은 항종양 면역 반응에 대한 종양의 보호 메커니즘이기 때문에 종양의 바깥쪽 가장자리에서 더 많이 발현될 것으로 예상됩니다. 종양의 바깥쪽은 면역 세포가 종양을 공격하는 데 직접 관여하는 곳이기 때문입니다. 그러나 생체검사는 일반적으로 종양의 중앙에서 수행되며, 최근 연구에 따르면 종양은 암에서 멀리 떨어진 부위의 면역 세포와 결합하여 억제하는 PD-L1을 분비할 수도 있는 것으로 나타났습니다. 2018년 8월 8일 Nature에 게재된 「엑소좀 PD-L1은 면역억제를 유발하고 항 PD-1 면역 반응에 영향을 미친다.」라는 제목의 연구에서 궈(Guo) 연구진은 면역 공격에 직면한 종양이 지질로 덮인 PD-L1을 방출하여 항암 면역 반응을 억제할 수 있음을 보여주었습니다. 위의 논의에서 알 수 있듯이 PD-L1은 암세포에서 분비될 수 있지만, 종양 생체검사에서 분비된 PD-L1을 확인할 수 없으므로 종양이 종양 외부로 PD-L1을 분비하여 종양 세포 표면에서 발현이 적은 것처럼 보일 가능성이 매우 높습니다. 이러한 경우 혈중 PD-L1은 PD-1/PD-L1 면역관문억제제에 대한 면역 치료 반응을 평가하는 새로운 지표가 될 수 있습니다. 그러나 현재 이 검사는 환자가 PD-1/PD-L1 억제제에 적합한 후보자인지를 판단하기 위해 시행되지 않습니다. 이러한 현실적인 문제를 고려할 때, 저는 환자가 PD-1/PD-L1 억제제 치료 후보자인지를 판단하기 위해 혈중 PD-L1 검사를 의무 검사 항목으로 지정할 것을 조심스럽게 제안합니다. 안타깝게도 현재의 제한된 치료반응 예측검사가 항상 정확한 결과를 제공하는 것은 아니기 때문에 일부 환자는 면역 치료로 완치할 수 있는 기회를 놓칠 수 있습니다.

이러한 반응 예측 지표는 보험 회사에서 환자에게 면역요법을 보장할지 여부를 결정할 때 자주 사용됩니다. 이러한 한계로 인해 많은 환자가 면역요법을 시도할 기회를 잃고 자비로 비용을 지불해야 합니다. 물론 다른 첨단 면역 치료법도 보험이 적용되지 않기 때문에 환자들은 자비로 치료비를 지불해야 합니다. 게다가 대부분의 종양 전문의는 표준 치료 지침을 따르기 때문에 환자에게 이러한 최신 면역요법을 제공하지 않으려 합니다.

현재 면역요법에 대한 반응 가능성을 평가하는 일반적인 방법에는 현미부수체 불안정성(MSI: Microsatellite instability)/불일치 복구(Mismatch repair) 및 종양 발현 PD-L1 단백질이 있습니다. 현미부수체 불안정성(MSI)은 DNA 불일치 복구에서 발생하는 DNA 놀연변이를 평가하여 측정합니다. 때때로 DNA가 복제될 때 실수가 발생하지만 일반적으로 신체는 DNA 복제 실수를 인식하고 수정합니다. DNA 복제 실수는 글을 쓰다가 실수로 단어의 철자를 틀리거나 엉뚱한 곳에 단어를 사용하는 것과 같습니다. 세포가 이러한 DNA 오류를 수정하지 못하면 시간이 지남에 따라 많은 DNA 오류가 누적됩니다. 이론적으로 이러한 세포에 오류가 많을수록 정상세포와 더 많이 다르며 면역체계가 이를 더 쉽게 인식할 수 있습니다. 일반적으로 대장암에서 고빈도 현미부수체 불안정성 MSI(MSI-H) 환자는 예후가 좋은데, 이는 아마도 면역 체계가 DNA 오류 상태를 쉽게 감지할 수 있는 능력과 관련이 있을 것입니다. 그러나 현미부수체 불안정성과 예후가 항상 상관관계가 있는 것은 아닙니다. 예를 들어, 신장 세포 암종은 DNA 돌연변이가 거의 없지만 면역요법에 상당히 잘 반응합니다.

많은 암에서 면역 체계는 여전히 암과 싸우려고 노력하지만 결국 패배하고 맙니다. 면역 체계가 암과 잘 싸우고 있다면 일반적으로 암이 빨리 자라지 않아 예후가 더 좋아질 수 있습니다. 이러한 경우 이미 싸우고 있는 면역 체계를 자극하여 효과적인 항암 면역 반응을 더 쉽게 유도할 수도 있습니다.

PD-L1은 면역 반응을 억제하고 자가면역으로부터 신체를 보호하는 막 결합 단백질입니다. 이 단백질은 PD-1 수용체에 결합하며, 이러한 상호작용은 옵디보(Opdivo) 및 키트루다(Keytruda)와 같은 가장 인기 있는 면역항암제의 주요 치료 표적입니다. 앞서 언급했듯이 PD-L1은 종양 샘플에서 발현을 평가하여 면역 치료의 잠재적 성공 가능성을 예측하는 지표로 사용되며, 보험 적용 여부를 결정하는 데에도 종종 사용됩니다. 그러나 많은 전문가들은 종양에 PD-L1이 발현되지 않는 환자도 치료 성공 가능성은 낮지만 여전히 치료에 반응할 수 있기 때문에 종양의 PD-L1 발현이 치료반응을 예측하는 데 가장 정확한 평가는 아니라고 생각합니다. 게다가 이 면역관문 수용체에 대해 아직 이해하지 못하는 부분이 많습니다.

이제 이러한 면역 관문 억제제의 투여 시기가 중요하다는 좋은 증거가 있습니다. 기본적으로 선천성 면역 반응을 먼저 증가시켜야 하는데, 이는 종양을 공격하려는 면역계의 욕구를 먼저 증가시킨 다음 PD-1/PD-L1 억제제를 사용하여 항암 면역 반응을 촉진해야 함을 의미합니다. 이 타이밍이 맞지 않으면 항암 면역 반응은 제대로 이루어지지 않습니다. 자동차 시동을 거는 것과 마찬가지로 연료 분사, 압축, 스파크 플러그 점화와 같은 일련의 과정이 필요합니다. 이러한 과정이 순서대로 일어나지 않으면 엔진이 작동하지 않습니다. 톨유사수용체(TLR) 작용제는 엔진 시동에 중요한 역할을 하는 반면, 다른 면역 치료제는 브레이크를 풀고 가속페달을 밟는 역할을 합니다. 항암 면역 반응을 시작하려면 아직 더 많은 이해가 필요하지만 앞서 언급했듯이 종양 내 면역요법은 이러한 문제 중 일부를 해결하는 데 도움이 될 수 있습니다.

프랑스 파리의 제롬 갈롱 박사(Jerome Galon)가 면역요법 치료에 대한 반응을 예측하기 위해 개발한 면역 점수(Immunoscore)는 앞으로 더 많이 사용될 것으로 예상되는 검사입니다. 이 검사의 기본 개념은 종양 샘플과 이와 관련된 면역 반응을 평가하는 것입니다. 기본적으로 소위 '염증성 종양(inflamed tumor)'과 같이 면역 반응이 더 강하다는 증거가 있으면 면역요법의 예후가 더 좋습니다. 이러한 경우 면역 점수는 '4'에 해당합니다. '면역 사막(immune desert)'은 종양에 면역 세포가 없는 상태를 의미하며, 면역 점수가 '0'에 해당하고 예후가 좋지 않습니다. 이 평가 방법은 종양의 크기에 의존하는 기존 표준 진단 시스템과는 다른 새로운 병기 시스템입니다. 또한 이 검사는 종양의 중심부와 바깥쪽 부분을 모두 평가합니다. 앞서 언급했듯이 종양의 부위마다 면역 발현 수준이 다르기 때문에 종양의 중심부와 바깥쪽을 모두 검사하는 것이 치료반응을 정확하게 예측하는 데 중요합니다.

면역 점수의 원리는 저의 원리와 매우 유사합니다. 정확한 병기는 종양의 크기, 위치, 개수보다는 면역 체계가 종양에 얼마나 잘 반응하는지에 따라 결정됩니다. 저는 종양의 면역학적 측면과 전체 종양 부피를 고려하는 새로운 병기 시스템(staging system)이 개발되어야 한다고 생각합니다. 제 경험상 종양의 부피가 클수록 암을 치료하기가 더 어렵습니다. 암이 많을수록 성장을 촉진하고 면역 체계를 억제하는 물질을 생성하기 때문에 그 효과가 더 강력할 수 있다는 것을 우리는 알고 있습니다. 그러나 초기 암 환자는 4기 암 환자보다 종양 부피가 더 클 수도 있습니다. 현재의 표준 치료법(수술, 방사선, 화학요법)으로는 초기 단계의 환자가 더 나은 결과를 얻을 수 있지만, 면역요법을 사용하면 종양 크기가 작은 환자가 더 나은 결과를 얻을 수 있다고 말할 수 있습니다. 물론 면역 치료를 받으면 종양의 크기가 작고 종양 미세 환경에 염증이 있는 환자가 면역 사막인 초기 암 환자보다 더 나은 예후를 보일 수 있습니다. 종양 미세 환경에 면역 세포가 없는 면역 사막 상태는 TLR 작용제, 스팅 작용제 등 면역 치료제를 종양 내에 직접 주입함으로써 염증성 종양으로 전환할 수 있다고 생각합니다. 이렇게 하면 면역 치료가 항암 면역 반응을 유도할 수 있는 암 치료에 유리한 종양 미세 환경이 조성됩니다.

CHAPTER 13

Natural Substances and Supplements to Enhance the Cancer Immune Response

항암 면역 반응을 강화하는 천연성분 및 보조제

많은 암 환자가 암 치료에 도움이 될 수 있는 다양한 보충제를 복용합니다. 이 책의 다른 장에서 이러한 보충제 중 일부에 대해 이미 설명했으며, 많은 보충제가 암 치료에 확실히 도움이 될 수 있습니다.

시중에는 헤아릴 수 없을 정도로 많은 보충제가 있으며, 그 효능 중 많은 부분이 아직 완전히 밝혀지지 않았습니다. 이 장에서는 잘 알려진 몇 가지 보충제에 대해 설명하겠습니다. 저는 환자에게 항상 천연성분과 보충제를 추천하지는 않지만, 그렇다고 해서 치료 효과가 없다는 의미는 아닙니다. 저는 환자 개개인이 자신의 치료 프로토콜에 어떤 것을 추가할지 스스로 결정할 수 있도록 객관적인 정보를 제공하고자 합니다.

대마 제품(Cannabis Products)

암 치료를 위한 대체 및 자연요법을 연구하다 보면 대마가 암을 치료한다는 주장을 어렵지 않게 접할 수 있습니다. 저는 대마 제품을 사용한 암 환자들을 많이 만났지만, 개인적으로 대마 제품을 사용하여 암이 완치된 사람을 본 적이 없습니다. 정말 대마로 암을 완치한 사람이 있는지 알고 싶어서 대마의 항암 효과를 주장하는 사람들의 모임에 몇 차례 참석했습니다. 그들이 일반 대중에게 들려주는 이야기는 설득력이 있지만, 대마가 암 치료에 도움이 된다는 실제 증거는 찾지 못했습니다. 대마 제품의 상당한 효과가 언급된 암은 일반적으로 환자가 10년 이상은 아니더라도 몇 년 동안 생존할 수 있는 암이었기 때문에 대마를 사용한 지 1년이 지난 후에도 환자가 여전히 살아 있다는 증거는 제가 찾던 결과가 아니었습니다.

대마와 면역 반응에 대한 연구에 따르면 면역계에는 대마에서 발견되는 칸나비노이드(Cannabinoid)라는 화합물에 대한 수용체가 있는 것으로 나타났습니다. 체내에는 두 가지 유형의 칸나비노이드 수용체, 즉 CB1과 CB2가 있으며, 이 중 CB2는 면역 세포에 존재합니다.

면역생물학 저널(Journal of Immunobiology) 2009년 5월 20일자에서 리더(Rieder) 연구진이 발표한 「칸나비노이드에 의한 면역 세포의 세포사멸 메커니즘: 면역억제 경로」라는 제목의 논문은 대마초가 면역 체계를 억제하고 조절 면역 세포를 증가시킨다고 설명합니다. 이러한 면역학적 변화는 암 치료와 관련하여 결코 좋은 일이 아닙니다. 그렇다면 대마가 암을 치료하거나 적어도 치료에 도움이 된다는 인터넷상의 모든 정보를 어떻게 설명할 수 있습니까? 분명히 대마는 암 증상을 완화하는데 도움이 되는 것처럼 보이지만 암을 치료하지는 않습니다.

저는 연구를 통해 이 주제에 대한 양질의 연구가 전반적으로 부족하다는 것을 깨달았습니다. 2017년 9월에 열린 유럽종양학회(European Society of Medical Oncology)에서 타하(Taha) 연구진은 「진행성 악성종양 환자에서 대마초 사용이 니볼루맙(Nivolumab) 치료에 대한 종양 반응에 미치는 영향」이라는 제목의 포스터를 발표했습니다. 이 연구에서는 대마초를 면역항암제인 니볼루맙(PD-1 억제제)과 함께 사용한 환자의 반응률이 50% 이상 감소(37.5% 대 15.9%)하는 등 암 치료에 대마초를 사용하는 것에 대한 우려스러운 결과가 나타났습니다.

대마 제품의 긍정적인 측면을 살펴보면, 칸나비디올(CBD)을 사용한 동물 연구와 델타-9-테트라하이드로칸나비놀(THC)을 종양에 직접 주입한 인체 연구에서 몇 가지 희망적인 결과가 나왔습니다. 대마는 여러 화합물의 복잡한 혼합물이기 때문에 대마에서 분리된 특정 성분이 항암 효과를 나타낼 가능성이 매우 높습니다. 대마 제품과 암 치료와의 관련성에 대해서는 아직 연구해야 할 부분이 많습니다. 우리 연구실에서는 대마 추출물의 종양 내 주입으로 인한 항암 면역 반응을 조사하기 위한 추가 연구를 계획하고 있습니다. 대마 제품이 특정 암 관련 증상을 완화하는 데 도움이 될 수 있다는 것은 분명해 보이지만, 이러한 효과는 실제 암 치료가 아닌 증상 완화 효과일 수도 있습니다.

실리비닌(Silibinin)

밀크씨슬(서양 엉겅퀴)에서 추출한 실리비닌 화합물은 간 보호제로 사용되며 레가실(Legasil)이라는 브랜드로 판매되고 있습니다. 프리에고(Priego) 연구진이 발표한 연구에 따르면 폐암과 뇌 전이가 있는 18명의 환자에게 경구용 레가실을 투여한 결과 75%의 뇌 반응률을 보였으며 20%는 완전 관해에 도달해 실리비닌이 신체보다 뇌에서 더 인상적인 효과를 나타냈다고 합니다. 실리비닌은 골수 유래 억제 세포와 조절 T 세포를 증가시켜 항암 면역 반응을 억제하는 STAT3 단백질의 억제제입니다. 또한 STAT3는 앞서 언급했듯이 항암 면역 반응을 강력하게 억제하는 TGF-β의 방출을 촉진합니다.

6-진저롤(6-Gingerol)

6-진저롤은 생강에서 발견되는 생리 활성 화합물로, 아르기나제를 억제하여 종양을 보호하는 M2형 대식세포를 종양을 공격하는 M1형 대식세포로 전환하는 데 도움을 줍니다. 종양 관련 M2형 대식세포는 면역 저항성(Immune resistance, 암세포가 면역 체계의 공격을 회피하거나 저항하는 능력)을 유도하고 면역 관문 억제제 치료에 실패하는 데 중요한 요인으로 작용합니다. 또한 로 루소(Lo Russo) 연구진은 대식세포가 PD-1/PD-L1 억제제 치료에서 급성종양진행(Hyperprogression)으로 이어지는 핵심 메커니즘일 수 있음을 보여주었습니다. 급성 종양 진행은 PD-1/PD-L1 억제제와 같은 면역 관문 억제제 치료의 주요 관심사이며, 실제로 키트루다 및 옵디보와 같은 면역항암제로 치료받은 환자의 생존 단축과 관련이 있습니다.

베르베린(Berberine)

베르베린은 혈당을 낮추는 것으로 밝혀진 식물 유래 추출물입니다. 연구에 따르면 베르베린은 암세포 증식을 억제하고 암세포 사멸을 촉진할 수 있다고 합니다. 그러나 베르베린이 면역억제 효과가 있을 수 있다는 연구 결과도 있어 암 치료에 베르베린을 사용하는 것에 대한 우려가 제기되고 있습니다. 반면에 다른 연구에서는 이러한 면역억제 메커니즘과 상반되는 결과를 보여주었기 때문에 잠재적인 항암 성분으로서 베르베린의 역할은 아직 불분명합니다.

베르베린은 장내 미생물군집에도 영향을 미치는 것으로 보이지만, 이러한 효과가 암 치료에 도움이 되는지는 확실하지 않습니다. 그러나 카리미(Karimi) 연구진은 2017년 4월 생쥐를 대상으로 한 연구에서 베르베린이 비장의 조절 T 세포를 감소시키고 면역억제 사이토카인 IL-10을 감소시킨다는 결과를 발표했으며, 김(Kim) 연구진은 2018년 1월 31일에 베르베린이 주요 면역억제 물질인 TGF-β를 감소시켜 유방암 세포의 전이를 억제한다는 연구 결과를 세포생리생화학지(Cell Physiol Biochem)에 발표했습니다.

셀레늄(Selenium)

2017년 레닉케(Lennicke) 연구진이 SITC에서 발표한 포스터에는 PD-1 억제제에 반응하지 않는 환자가 셀레늄을 보충하여 치료에 다시 반응하도록 만드는 방법에 대한 설명이 나와 있습니다. 실제로 셀레늄의 항암 및 암 예방 효능을 설명하는 많은 문헌이 있습니다. 하지만 더 많은 연구를 해보니 암 치료를 위해 셀레늄을 선택할 때 고려해야 할 몇 가지 사항이 있다는 것을 알게 되었습니다. 일반적으로 셀레늄의 주요 보충제 형태는 셀레노메티오닌(SeMet: Selenomethionine)이며, 때로는 셀레늄-메틸 L-셀레노시스테인(Selenium-methyl L-seleno cysteine)이 사용되기도 합니다. 그러나 연구 문헌을 검토한 결과, 메틸셀레닌산(MSA: Methylseleninic acid)을 보충하는 것이 더 나은 항암 효과를 보인 것으로 나타났습니다. 그러나 이러한 형태의 보충제는 현재 구할 수 없습니다. 얀(Yan) 연구진은 셀레노메티오닌이 아닌 메틸셀레닌산(MSA)을 식이 보충제로 섭취하면 생쥐에서 루이스 폐암(Lewis lung carcinoma)의 자연 전이가 줄어든다는 사실을 발견했습니다. 체내에서 셀레노메티오닌이 메틸셀레닌으로 전환될 수 있지만, 제가 읽은 자료에 따르면 메틸셀레닌산이 셀레노메티오닌보다 더 효과적이라고 합니다. 따라서 현재로서는 메틸셀레늄이 출시될 때까지는 셀레노메티오닌 형태의 셀레늄이 최선의 선택이 될 수 있습니다.

2016년 12월, 레닉케(Lennicke) 연구진은 종양면역학(Oncimmunology)에 「B16F10 흑색종 세포에서 메틸셀레닌산에 의한 조직적합성 복합체 1형(MHC-I)의 표면 발현 조절」이라는 제목의 논문을 Oncoimmunology에 발표했습니다. 이 연구는 MSA가 종양 세포에서 MHC-I 발현을 증가시켜 암세포가 면역 반응을 회피하는 데 사용하는 방법을 차단할 수 있다고 설명합니다. 또한 MSA는 조절 면역 세포를 감소시키고 혈관 내피 성장 인자(VEGF)와 혈소판 유래 성장 인자(PDGF)와 같은 면역억제 물질을 감소시키는 면역 자극 효과도 있습니다.

커큐민(Curcumin)

커큐민은 향신료 강황의 주요 활성 성분으로 알려진 식물성 화합물입니다. 커큐민은 일반적으로 암 치료의 보조제로 사용되어 왔습니다. 2007년 6월, 바타차르야(Bhattacharyya) 연구진은 미국생물화학지(J. Biol. Chem.)에 「커큐민은 종양에 의한 T세포 파괴에 대한 T세포 보호 효과가 있다」는 제목의 연구를 발표했습니다. 커큐민은 종양 성장에 대한 직접적인 억제 효과 외에도 종양 억제 유전자 p53을 증가시키고 TGF-β를 감소시킴으로써 항암 면역 반응을 향상시킬 수 있습니다.

녹차 카테킨 EGCG(EGCG: Epigallocatechin gallate)

EGCG는 주로 녹차에서 추출한 폴리페놀입니다. EGCG는 암 치료에 흔히 사용되는 보충제입니다. 그러나 고용량 섭취 시 간 손상이 보고된 바 있으므로 고용량의 EGCG는 주의해서 사용해야 합니다. 이 책에서 설명하는 다른 모든 오프라벨 및 천연성분과 마찬가지로 복용하기 전에 의사와 상담해야 합니다.

2012년 9월, 오가와(Ogawa) 연구진은 EGCG가 면역 세포 기능에 필요한 트립토판을 분해하는 효소인 IDO를 억제하여 항암 면역 증진 효과를 나타낼 수 있다는 연구 결과를 Oncology Letters에 발표했습니다. 이 연구는 또한 EGCG와 커큐민의 조합이 TGF-β를 감소시킬 수 있다는 것을 발견했습니다. 여러 연구에 따르면 EGCG가 암 줄기세포를 억제할 수 있다는 사실도 밝혀졌습니다.

설포라판(Sulforaphane)

설포라판은 브로콜리와 같은 십자화과 채소에서 추출됩니다. 십자화과 채소에는 설포라판의 전구체인 글루코라파닌과 이를 설포라판으로 전환하는 효소인 미로시나아제가 함유되어 있습니다. 십자화과 채소의 식물 조직이 씹거나 자르는 등의 방법으로 손상되면 분리 저장된 글루코라파닌과 미로시나아제가 접촉하여 설포라판이 활성화됩니다. 따라서 설포라판 보충제를 찾고 있다면 십자화과 채소 보충제 대신 설포라판을 직접 함유한 제품을 선택해야 합니다. 카스트로(Castro) 연구진은 설포라판이 유방암 줄기세포를 억제한다는 연구 결과를 2019년 3월호 암 예방 저널(Cancer Prev Res)에 발표했습니다. 설포라판이 면역 반응에 미치는 영향에는 몇 가지 모순적인 측면이 있습니다. 일부 연구에서는 설포라판이 진행성 암종에서 TGF-β를 억제하여 면역억제를 감소시킬 수 있다고 제안했습니다. 또한, 요흘러(Johler) 연구진이 2016년 12월 암 면역학회지(Cancer Immunol Immunother)에 발표한 연구에 따르면 설포라판은 암세포가 면역체계를 벗어날 수 있도록 도와주는 대식세포 이동 억제 인자(MIF)를 억제한다고 밝혔습니다. 또한 설포라판으로 MIF를 억제하면 골수 유래 억제 세포가 감소하여 항암 면역 반응에 더욱 도움이 될 수 있습니다.

그러나 2019년 1월, 량(Liang) 연구진은 암 면역 치료와 관련하여 설포라판이 어떻게 '양날의 검'이 될 수 있는지에 대한 연구를 생물학적 조절의 발달(AdvBiol Regul)저널에 발표했습니다. 이 연구에 따르면 설포라판은 인간 T 세포에서 산화를 촉진 시켜서 T 세포 활성화와 종양 사멸 기능을 억제할 수 있습니다. 따라서 설포라판의 긍정적인 효과와 부정적인 효과 중 어느 쪽을 받아들이는 것이 최선인지는 확실하게 말하기 어렵습니다. 그러나 일반적으로 긍정적인 효과가 부정적인 효과보다 크다고 생각하지만 확실한 결론을 내리기 위해서는 아직 더 많은 연구가 필요합니다.

폴리다틴(Polydatin)

폴리다틴은 레스베라트롤의 전구체입니다. 2018년 5월 Cell Death Dis에 발표된 멜레(Mele) 연구진의 연구에 따르면 폴리다틴이 포도당 대사 경로의 핵심 효소인 포도당-6-인산 탈수소효소(G6PD)를 어떻게 억제하는지에 대해 설명합니다. 이를 통해 폴리다틴이 암의 확산과 전이를 억제한다는 사실이 밝혀졌습니다. 암세포의 포도당 대사 억제가 면역 반응에 직접적으로 어떤 영향을 미칠 수 있는지에 대한 연구는 많지 않지만, 이러한 연관성은 언급할 가치가 있다고 생각합니다. 암세포의 비정상적인 포도당 대사 또는 호기성 해당작용은 다량의 젖산을 생성하여 면역 체계를 억제하는 대사성 면역 관문(Metabolic immuno checkpoint) 역할을 한다는 사실을 기억하는 것이 중요합니다. 또한 폴리다틴이 윈트/베타-카테닌(Wnt/beta-catenin) 경로를 감소시켜 이론적으로 종양 미세 환경에서 면역 세포 침투를 증가시킬 수 있다는 증거도 있습니다. 물론 더 많은 연구가 필요하겠지만, 이론적으로 폴리다틴은 효과적인 항암 특성을 가지고 있으며 항암 면역을 더욱 강화할 수 있습니다.

베타글루칸(Beta Glucans)

베타글루칸(β-glucans)은 귀리, 보리, 버섯, 효모, 박테리아, 곰팡이의 세포벽에서 발견되는 다당류입니다. 베타글루칸은 면역 세포의 수용체에 결합하여 면역 세포를 종양 미세 환경으로 끌어들일 수 있습니다.

베타글루칸은 출처에 따라 다른 효과를 나타낼 수 있습니다. 그러나 어떤 베타글루칸 공급원이 항암 면역 반응에 더 좋은지는 아직 밝혀지지 않았습니다. 이론적으로는 귀리나 보리에서 추출한 베타글루칸이 유리할 수 있지만 아직 완전히 입증되지는 않았습니다. 모든 종류의 베타글루칸은 출처에 관계없이 면역력을 높이는 효능이 있습니다. 베타글루칸은 조절 면역 세포를 감소시키고 면역 자극 사이토카인을 증가시킴으로써 종양 미세 환경의 온도를 높이는 데 도움이 될 수 있습니다. 실제로 차가운 종양 미세 환경은 면역 치료 실패의 주요 원인이므로 베타글루칸은 면역 치료의 항암 면역 반응을 증가시킬 수 있는 가능성이 있습니다.

앞서 언급했듯이 항암 면역 반응을 자극할 수 있는 천연성분이 많이 있습니다. 환자에게 과도한 정보가 제공되지 않도록 가장 과학적인 증거와 잠재력이 있는 것들만 선별했습니다. 환자가 복용할 수 있는 보충제와 약물의 수는 제한되어 있으므로 주의해야 합니다.

항암 면역력을 높이는 데 도움이 되는 보충제에 대해 알아봤으니 이제 면역 치료의 어두운 면인 면역 치료의 부작용에 대해 알아보겠습니다. 다행히도 종양 내 주입 면역요법을 사용하면 이러한 부작용을 최소화하면서 치료 효과를 극대화하고 비용을 절감할 수 있습니다.

CHAPTER 14

Immune Related Adverse Events and Side Effects of Cancer Immunotherapy

암 면역요법의 면역 관련 부작용 및 합병증

암 치료의 주요 목표 중 하나는 화학요법과 방사선 요법의 끔찍한 부작용으로부터 환자를 해방시키는 것이지만 면역요법도 부작용에서 자유롭지 않습니다. 그러나 면역 치료의 부작용은 일반적으로 화학요법에 비해 상대적으로 내약성이 좋은 것으로 알려져 있으며, 신약 개발로 인해 전반적인 치료 성공률이 급격히 증가하고 있는 점을 감안할 때 치료에 대한 환자의 상대적 만족도가 높다는 점은 납득할 수 있는 부분입니다. 그럼에도 불구하고 면역 치료와 관련된 부작용에는 몇 가지 중요한 문제가 있습니다. 첫째, 의사가 일부 부작용 증상을 빠르게 인지하지 못할 수 있습니다. 특히 대부분의 증상이 환자가 집에 있는 동안 발생하기 때문에 환자가 스스로 증상을 인지하고 의사에게 즉시 알리는 것이 중요합니다. 둘째, 오늘날 가장 흔한 면역 치료제의 부작용

중 상당수는 자가면역과 관련이 있으며, 대부분의 증상은 스테로이드 약물에 반응합니다. 셋째, 새로운 면역 치료제와 조합은 자가면역 증상과는 다른 기전으로 인해 더 심각하고 치명적인 부작용을 일으킬 수 있으며, 스테로이드 약물 이외의 치료가 필요할 수 있습니다.

자가면역 부작용(Autoimmune side effects)

오늘날 사용되는 대부분의 일반적인 면역 치료제는 면역 체계가 자신의 몸을 공격하는 것을 막는 면역관문 수용체를 차단하는 항 PD-1/PD-L1 또는 항 CTLA-4 면역항암제입니다. 이로 인해 자가 면역 질환의 발병률이 증가합니다. 류마티스 관절염, 하시모토 갑상선염, 대장염과 같은 질환은 정상적인 질병 진행 과정에서 발생하는 일반적인 자가면역 질환입니다. 그러나 암 면역 치료의 경우 자가면역 증상은 신체의 거의 모든 곳에서 발생할 수 있으며 이러한 자가면역 증상은 자연적으로 발생하는 경우는 거의 없습니다.

면역요법의 부작용으로 발생할 수 있는 자가 면역 질환은 여러 가지가 있지만, 그중에서도 폐렴(폐), 간염(간), 갑상선염(갑상선), 대장염(대장), 당뇨병(췌장), 뇌하수체염(뇌하수체), 발진(피부) 등이 주의해야 할 질환 중 일부입니다. 여기서는 이러한 질환의 치료에 대해 자세히 설명하지 않겠지만, 많은 경우 코르티코스테로이드(Corticosteroid) 치료가 필요할 수 있습니다. 또한, 환자의 호흡 변화나 호흡 곤란은 폐의 자가면역 염증으로 인한 폐렴 때문일 수 있으며, 이를 즉시 확인하기 위해 흉부 CT 스캔을 권장합니다. 흉부 엑스레이만으로는 이 질환을 진단하기 어렵습니다. 물론 진단의 첫 단계에서는 엑스레이를 사용할 수 있지만 궁극적으로는 CT 스캔이 필요합니다.

자가면역성 폐렴의 증상은 때때로 일반적인 폐렴의 증상과 유사할 수 있지만, 치료법은 분명히 다르다는 점에 유의해야 합니다. 따라서 치료 시 두 질환을 구분하기 위해 모든 노력을 기울여야 합니다. 일반 폐렴(폐 감염)은 백혈구 수가 많고 열이 나지만 자가면역 폐렴은 그렇지 않습니다. 그러나 때때로 이러한 구분이 정확하지 않을 수 있습니다.

갑상선 부작용의 경우, 가장 흔한 자가면역 질환은 갑상선 호르몬 감소로 인한 갑상선 기능 저하입니다. 어떤 경우에는 면역 체계가 갑상선을 파괴하여 갑상선 호르몬이 급격히 방출되어 갑상선 기능 항진증을 유발하고 갑상선 호르몬 생산 감소로 인한 갑상선 기능 저하증을 유발하기도 합니다. 갑상선 호르몬이 증가하면 불안, 빠른 심박수 등의 증상이 나타날 수 있으며, 이러한 증상을 조절하기 위해 베타 차단제와 같은 약물을 사용할 수 있습니다. 갑상선 부작용의 다른 경우에는 자가면역 항체가 실제로 갑상선을 자극하여 갑상선 호르몬 생산 증가를 특징으로하는 그레이브스 병을 유발할 수 있습니다. 이 경우 갑상선 호르몬 생산 증가는 처음에 호르몬 수치가 상승했다가 떨어지는 갑상선염과 달리 지속적입니다. 두 경우 모두 내분비 전문의가 갑상선 부작용을 평가하고 치료해야 합니다.

자가면역성 간염의 경우 간 효소를 정기적으로 검사하는 것이 중요합니다. 간 효소의 경미한 증가는 추적 관찰할 수 있지만, 크게 증가하면 스테로이드나 드물게는 다른 면역 억제제로 치료해야 합니다.

이러한 면역요법 관련 자가면역 부작용을 치료하는 방법에는 여러 가지 권장 사항이 있습니다. 부작용이 의심되는 증상이 나타나면 면역치료제 제조업체에서 제공하는 처방 정보를 참조하고 의사와 상담하는 것이 좋습니다. 많은 의사가 사용하는 근거 기반 의학 웹사이트인 www.uptodate.com에서도 면역 치료 부작용 치료에 대한 유용한 지침을 확인할 수 있습니다. 미국면역종양학회(SITC)의 면역요법 독성 관리 가이드(2019)는 에른스토프(Ernstoff) 연구진이 저술한 훌륭한 참고 자료이며 암 면역요법을 사용하는 모든 의사의 서재에 비치해 두어야 합니다.

면역관문 억제 치료와 관련된 일반적인 부작용 또는 자가면역 관련 합병증

아래 증상은 면역 관문 억제제를 사용하는 환자들이 경험하는 가장 흔한 부작용 또는 자가면역 관련 합병증입니다.

- 피로
- 피부 발진, 가려움증, 백반증, 구강건조증
- 설사/대장염
- 간독성/간염
- 폐렴(폐의 염증)
- 갑상선염(갑상선의 염증)
- 뇌하수체염(뇌하수체의 염증)
- 부신 기능부전
- 당뇨병

이러한 반응 외에도 새로운 약물이나 조합은 다음과 같은 드문 부작용을 일으킬 수 있습니다. 여기에는 신경학적 문제와 심장 독성이 포함될 수 있습니다. 다행히도 이러한 부작용은 매우 드물지만 발생한다면 매우 심각할 수 있습니다. 따라서 환자는 면역요법 전에 심장을 자주 검사하고 치료가 시작된 후에는 심장 효소 검사를 통해 정기적으로 관찰해야 합니다.

다시 한번 말씀드리지만, 이 책에 언급된 면역요법 부작용은 가장 흔한 부작용이며 전체 목록이 아닙니다. 면역요법을 받고 있는 경우 우려되는 사항이 있으면 주저하지 말고 의사와 상의하시기 바랍니다.

피부 발진/가려움증(Skin rash/Itching)

피부 발진과 가려움증은 큰 부작용처럼 보이지 않을 수 있지만, 환자에게는 극심한 고통과 괴로움을 줄 수 있습니다. 일반적으로 피부 발진과 가려움증이 작고 국소적인 경우 스테로이드 연고가 효과적일 수 있습니다. 항히스타민제도 도움이 될 수 있습니다. 그러나 가려움증이 신체의 더 넓은 부위에 발생하고 스테로이드 연고나 항히스타민제와 같은 전통적인 피부 치료법에 반응하지 않는다면 심각한 문제가 될 수 있습니다. 이러한 심각한 피부 부작용에 대해 전신 PD-1/PD-L1 억제제를 복용한 환자에게 사용한 성공적인 부작용 치료법을 공유하고자 합니다. 2017년 7월호 폐암 저널(Lung Cancer)에 실린 이토(Ito) 연구진의 논문「니볼루맙으로 인한 난치성 소양증에 대한 아프레피탄트 사용」에서는 경구용 뉴로키닌-1 수용체 길항제인 아프레피탄트(Aprepitant, 제품명: 에맨드)를 소양증에 사용한 사례 보고 연구에 대해 설명합니다. 이 약은 소양증 부작용에 대해서도 상당한 성공을 거두었습니다. 이 약은 화학요법으로 인한 메스꺼움과 구토를 예방하기 위해 일반적으로 사용되며 보험이 적용되지 않는 경우 상당히 비쌀 수 있습니다. 보통 3~5일 정도 사용해야 효과가 나타나므로 다른 전통적인 치료법에 반응하지 않는 가려움증 부작용을 겪고 있다면 의사에게 이 약의 사용에 대해 문의하는 것이 좋습니다. 위에서 언급한 기사나 인터넷에서 찾을 수 있는 근거 자료를 의사에게 보여주는 것이 좋습니다.

종양용해증후군(TLS: Tumor Lysis Syndrome)

종양 용해 증후군은 면역요법 치료에서 비교적 드물게 발생하지만, 부작용으로 간주하고 추적 관찰해야 합니다. 특히 종양 부담(tumor burden)이 높은 환자에게 새로운 면역요법 조합을 사용하는 경우 더욱 그렇습니다. 종양 용해 증후군은 암세포가 빠르게 파괴될 때 발생할 수 있습니다. 암세포가 빠르게 파괴되는 것은 좋은 일처럼 보일 수 있지만 매우 심각한 문제를 일으킬 수도 있습니다. 종양이 빠르게 파괴되면 종양 내부의 물질이 혈액으로 방출되는데, 이 물질이 심각하고 제대로 치료되지 않으면 생명을 위협할 수 있습니다. 종양이 파괴되면 칼륨과 인산염과 같은 전해질이 증가하면서 저칼슘, 요산 및 혈중 요소 질소(BUN)가 증가합니다. 이러한 종양 분해 산물은 궁극적으로 신부전(Kidney failure)으로 이어질 수 있습니다. 종양 용해 증후군에서 발생하는 이러한 혈액 전해질 변화는 실험실 혈액 검사를 통해 사전에 추적 관찰할 수 있습니다.

종양 용해 증후군의 치료는 잘 알려져 있으며, 가장 중요한 치료법 중 하나는 정맥 수액 투여입니다. 종양학자들은 면역요법이 종양 용해 증후군을 유발할 수 있다는 사실에 종종 놀랍니다. 저는 환자들에게서 면역 치료로 인한 종양 용해 증후군을 관찰해 왔으며, 종양 전문의들이 이러한 부작용이 발생할 가능성이 없다고 생각하여 적절한 치료를 지연하는 경우도 목격했습니다. 종양 용해 증후군에 대한 저의 의학적 권고는 병리 검사로 추적하고 그 결과가 종양 용해 증후군을 암시하는 경우 가능한 한 빨리 치료하는 것입니다.

사이토카인 방출 증후군(CRS: Cytokine Release Syndrome)

사이토카인 방출 증후군은 암 면역 치료의 가장 문제가 되는 부작용 중 하나입니다. 원래 사이토카인 방출 증후군은 매우 드물었으나 새로운 면역 치료제와 면역 치료 조합으로 인해 발생률이 급격히 증가했습니다. 특히 키메라 항원 수용체 T 세포(CAR-T) 치료를 받는 환자에서 사이토카인 방출 증후군의 발생률이 급격히 증가했습니다. CAR-T는 혈액암 치료에 성공했지만 심각한 부작용이 있습니다. 또한 종양에 직접 주사하는 조합 면역요법(Combination immunotherapy)을 시행할 때 종양 부피가 큰 환자에서 사이토카인 방출 증후군의 발생률이 더 높은 것으로 나타났습니다. 기본적으로 사이토카인 방출 증후군은 면역 세포가 암에 대한 면역 공격을 시작하고 면역 자극 물질인 사이토카인을 다량으로 생성할 때 발생합니다. 환자의 종양 부담이 클수록 사이토카인 방출 증후군의 위험이 높아지는 것으로 보입니다. 면역 체계는 바이러스나 박테리아 감염과 같이 비교적 작은 것, 즉 질량이 크지 않은 것을 공격하는 데 익숙하지만 종양은 신체의 단일 장기보다 더 크게 자랄 수 있습니다. 면역 체계가 이렇게 큰 종양을 공격하면 사이토카인 증후군과 같은 잠재적인 결과가 발생할 수밖에 없습니다.

사이토카인 방출 증후군의 일반적인 증상으로는 피로, 발열, 식욕부진, 구토, 저혈압, 발작, 두통, 정신 착란 등이 있습니다. 이러한 증상은 심각한 감염 및 패혈증과 관련된 증상과 매우 유사합니다. 면역 치료 시 피로, 발열, 식욕 부진도 흔히 발생하지만, 사이토카인 방출 증후군은 저혈압으로 시작하여 앞서 언급한 다른 증상으로 진행되는 경우가 많습니다. 저는 사이토카인 방출 증후군이 면역요법의 가장 큰 단점이라고 생각합니다. 따라서 환자의 종양이 너무 커지기 전에 가능한 한 빨리 치료하는 것이 사이토카인 방출 증후군을 피할 수 있는 가장 좋은 방법입니다. 또한 종양의 수나 크기가 증가하는 것은 암 치료에서 분명한 위험 요소입니다. 사이토카인 방출 증후군의 합병증을 피하는 다른 방법으로는 면역요법을 사용하기 전에 화학요법, 방사선 요법 및 절제를 사용하여 종양 부피를 먼저 줄이는 것이 있지만 일부 환자에서는 이러한 선택이 실현 가능하지 않습니다. 그러나 다행히도 최근 사이토카인 증후군에 대한 몇 가지 중요한 해결책이 개발되었습니다. 다음 방법은 사이토카인 증후군 문제를 완전히 해결하지는 못하지만, 대부분의 경우 관리가 가능할 것으로 예상됩니다.

노렐리(Norelli) 연구진이 2018년 5월 Nature Medicine에 발표한 쥐 연구에 따르면 면역계의 면역 세포인 단핵구가 사이토카인 방출 증후군을 유발하는 인터루킨 1(IL-1)과 인터루킨 6(IL-6)을 생성하는 것으로 나타났습니다. 특히, 이 연구는 IL-1이 사이토카인 방출 증후군으로 인한 신경 독성을 유발한다는 것을 보여주었습니다. 일반적으로 이 부작용으로 인한 신경 독성은 가장 위험하고 치명적인 것으로 간주됩니다.

사이토카인 방출 증후군에 대한 일반적인 치료법에는 스테로이드, 항히스타민제, 그리고 잠재적으로 IL-6 차단제인 토실리주맙(Tocilizumab)이 포함됩니다. 그러나 IL-6 차단제인 토실리주맙의 치료는 특히 신경학적 증상이 나타날 때 기대만큼 성공적이지 못했습니다. 노렐리 연구진은 IL-1이 사이토카인 방출 증후군의 전체 연쇄반응을 시작하고 신경독성에 대한 책임이 있음을 입증했습니다. 연구진은 IL-1 차단제인 아나킨라(Anakinra)를 사용하여 사이토카인 방출 증후군으로 인한 신경 독성을 예방할 수 있었습니다. 이 결과는 동물 실험에서 나온 것이지만, 사이토카인 방출 증후군 환자에게 이 치료법을 즉시 사용하는 것을 고려해야 할 만큼 중요한 결과입니다. 다행히 아나킨라는 이미 류마티스 관절염 치료제로 FDA 승인을 받았기 때문에 미국에서는 오프라벨 약품으로 사용할 수 있습니다.

종양괴사인자(TNF: Tumor Necrosis Factor) 억제제

2019년 5월 2일자 Nature에 게재된 페레즈-루이즈(Perez-Ruizd) 연구진의 연구에 따르면 TNF 억제제를 예방적으로 사용하면 자가면역성 대장염과 간염을 줄이면서 항CTLA-4 및 항PD-1 병용 면역 치료의 효과를 높일 수 있다고 합니다. 비록 쥐를 대상으로 한 연구이기는 하지만 결과는 매우 유망합니다. 이 연구에 사용된 TNF 억제제는 에타너셉트(Etanercept, 제품명: 엔브렐)입니다. 이 약물의 조합은 자가면역 부작용을 감소시켰을 뿐만 아니라 종양으로의 T세포 침투를 증가시켜 완전한 종양 관해 반응의 증가를 보여주었습니다. 전반적으로 사용된 모든 약물은 시너지 효과가 있는 것으로 보입니다. 추가 연구가 필요하지만, 에타너셉트는 FDA의 승인을 받았기 때문에 오프라벨 옵션으로 사용할 수 있습니다.

급성 종양 진행(Hyperprogression)

급성 종양 진행은 옵디보, 키트루다와 같은 면역 관문 억제제(PD-1/PD-L1) 치료로 인해 암 성장 속도가 현저히 증가하는 것을 말합니다. 연구 보고서에 따르면 면역요법으로 치료받은 다양한 암 환자의 4~29%에서 급성 종양 진행이 발생할 수 있다고 합니다. 급성 종양 진행은 명확하게 정의되어 있지 않으며 종양 크기가 처음에 증가했다가 결국 감소하는 가짜진행(Pseudoprogression)과 혼동될 수 있습니다. 급성 종양 진행에 따른 종양 성장의 크기는 가성 종양 진행보다 훨씬 커서 치료 전후 첫 번째 스캔을 비교할 때 종양 크기가 두 배로 증가하고 새로운 위치에서 종양이 발견되는 경우가 많습니다. 급성 종양 진행은 환자의 수명을 단축시킬 수 있으며, 이는 면역 치료를 받지 않았을 때보다 환자의 질병을 악화시킬 수 있음을 의미합니다. 솔직히 이것은 다소 두려운 일입니다.

연구에 따르면 급성 종양 진행은 MDM2 종양 유전자의 증폭 및 표피 성장 인자 수용체(EGFR) 이상과 관련이 있는 것으로 나타났습니다. 그러나 이 부작용의 원인은 아직 명확하지 않습니다. 2018년 9월 11일 임상 암 연구(Clinical Cancer Research)에 발표된 로 루소(Lo Russo) 연구진의 연구에 따르면 종양 관련 대식세포(TAM)가 급성 종양 진행의 주요 원인일 수 있으며, PD-1/PD-L1 면역관문 수용체를 근본적으로 차단하는 옵디보와 키트루다 같은 항 PD-1/PD-L1 항체 약물 중 일부가 종양 관련 대식세포에 결합하여 종양 보호 작용을 더욱 활성화할 수 있다고 설명합니다. 종양 관련 대식세포에서 이 항체(면역치료제)를 제거하자 암의 성장 속도가 더 이상 증가하지 않았습니다. 연구진은 생쥐 실험에서 골다공증 치료에 사용되는 1세대 비스포스포

네이트(Bisphosphonate) 약물인 클로드로네이트(Clodronate)가 종양 관련 대식세포와 급성 종양 진행을 줄이는 데 사용될 수 있다는 사실을 발견했습니다. 이 약물은 골다공증 치료에 사용되며 많은 국가에서 승인되었지만 미국에서는 아직 승인되지 않았습니다.

앞서 언급했듯이 종양 관련 대식세포는 면역 치료 내성의 중요한 부분이 될 수 있습니다. 면역요법 내성은 병용 면역요법으로 해결해야 하는 영역입니다. 이를 위해 여러 가지 면역 치료제가 개발 중이며, 가장 유망한 약물 중 하나는 CSF1R 억제제입니다. 또한 항-MARCO 항체는 종양을 보호하는 대식세포를 종양을 공격하는 유형으로 전환할 수 있습니다.

13장에서 언급했듯이 6-진저롤(6-Gingerol)은 종양 관련 대식세포(TAM)를 억제할 수 있는 천연 물질입니다. 실험 약물만큼 효과적이지는 않겠지만 적어도 쉽게 구할 수 있습니다. 일부 국가에서 사용이 승인된 골다공증 치료제인 클로드로네이트도 TAM을 억제하는 좋은 치료 방법이 될 수 있습니다. 졸레드론산(Zoledronic acid, 제품명: 조메타)도 TAM을 억제한다는 연구 결과가 있으며, 미국에서 승인되었습니다. 밀크씨슬 추출물의 성분인 실리비닌도 TAM을 억제하는 역할을 할 수 있습니다. 앞서 언급한 STING 작용제인 망고스틴도 도움이 될 수 있습니다. 망고스틴은 STING을 활성화하는 것 외에도 TAM을 M2(종양 보호) 유형에서 M1(종양 공격) 유형으로 전환할 수 있지만, 이를 위해서는 종양에 직접 주사해야 합니다.

요약하면, 면역요법의 목표는 기존의 화학요법 및 방사선 요법보다 부작용을 줄이면서 암을 성공적으로 치료하는 것이지만, 면역요법으로 인해 발생할 수 있는 잠재적으로 심각한 부작용이 여러 가지 있습니다. 이러한 부작용은 반드시 추적 관찰해야 하며, 경우에 따라 부작용에 대한 치료가 필요할 수도 있습니다. 환자는 이러한 잠재적 부작용에 대해 숙지하고 증상이 나타나면 즉시 의사에게 알리는 것이 중요합니다.

CHAPTER 15

Dr. Williams's Cancer Immunotherapy Pyramid and Plan toMaximize Success

면역요법의 성공을 극대화하기 위한 윌리엄스 박사의 암 면역요법 피라미드

이 장이나 이 책의 다른 곳에서 논의된 내용을 자신에게 적용하기 전에 항상 의사와 상의해야 합니다. 제가 제시한 내용은 면역요법에 대한 일반적인 지침이며 모든 환자에게 동일하게 적용되지 않을 수 있다는 점을 인식하는 것이 중요합니다. 또한 암 면역요법에 대한 우리의 지식은 놀라운 속도로 성장하고 있기 때문에 새로운 발전이 많이 있을 수 있습니다. 따라서 저희는 소셜 미디어(SNS) 페이지에서 암 면역 치료의 새로운 발전에 대한 업데이트를 제공하기 위해 최선을 다할 것입니다. 항암 효과가 있다고 알려진 오프라벨 약물과 천연물질이 너무 많아서 암 환자가 이 모든 것을 복용하는 것은 비현실적입니다. 이들 중 상당수는 실험실 연구에서 이론적 근거를 가지고 있지만 실제 환자에게 적용했을 때 의미 있는 결과로 이어질지는 아직 불분명합니다. 이러한 천연 항암 성분이나 오프라벨 약물 중 일부는 환자들의 성공 사례로 인해 인기를 얻었지만, 환자 개개인의 특성으로 인해 모든 환자에게 똑같이 효과가 있지는 않습니다. 또한, 암 치료를 위한 오프라벨 약물과 천연물질은 이전에 연구되지 않은 조합으로 사용되는 경우가 많기 때문에 사용되는 약물 간의 상호 작용과 간섭은 일반적으로 잘 알려져 있지 않습니다. 마지막으로, 암 면역요법과 함께 사용되는 일부 오프라벨 약물은 단기적인 치료 효과를 제공할 수 있지만 장기적인 부작용을 초래할 수도 있다는 점에 유의하는 것이 중요합니다.

다음은 항암 면역 반응을 촉진할 수 있는 오프라벨 약물과 천연물에 대한 저의 제안입니다. 아래 피라미드는 항암 면역 반응을 촉진할 수 있는 다양한 범주의 잠재적 오프라벨 약물 및 천연물 목록을 제공합니다. 그렇다고 해서 환자가 아래 나열된 모든 약물을 복용해야 한다는 의미는 아닙니다. 예를 들어, 시알리스(Cialis)와 프로프라놀롤(Propranolo) 같은 약물은 혈압을 낮추지만 일부 환자는 두 약물을 함께 복용하기 어려울 수 있으며, 대부분의 환자는 두 약물을 함께 복용할 때 발생할 수 있는 혈압 강하 효과를 견디지 못할 수 있습니다. **의사의 처방 없이 나열된 약물 및 보충제를 사용하는 것은 위험할 수 있으므로 항상 의사와 상의한 후 복용해야 합니다.**

다시 한번 말씀드리지만, 이 피라미드에 포함될 수 있는 오프라벨 약물과 천연물질은 무수히 많지만, 제가 개인적으로 과학적 증거가 충분하다고 생각하는 것들만 나열해 보았습니다.

면역요법의 성공을 극대화하기 위한 윌리엄스 박사의 암 면역요법 피라미드

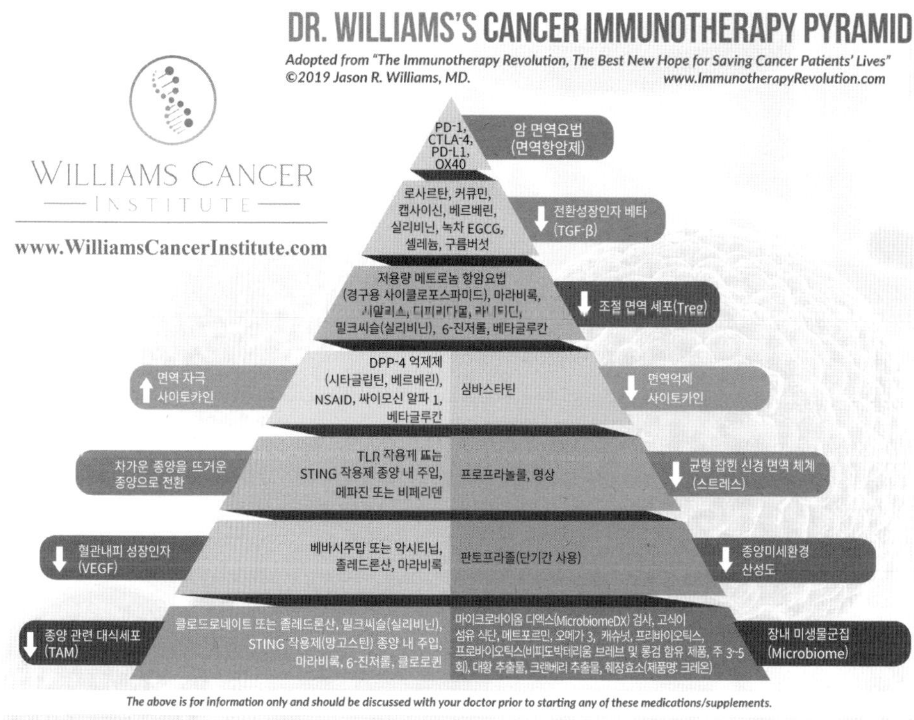

Conclusion
결론

암 치료제를 찾는 많은 사람들의 대열에 합류하기로 결심했을 때, 그 여정이 험난할 것이라는 것을 예상하기는 했지만, 과학 지식의 급속한 발전이 저의 여정을 가속화하고 암 치료제가 손에 닿을 것 같은 지금에 이르게 할 것이라고는 생각하지 못했습니다.

하지만 암을 완치하기 위한 도전은 여전히 벅찬 과제입니다. 암의 종류가 복잡하고 다양할 뿐만 아니라 치료법도 다양합니다. 게다가 우리가 치료하는 환자들은 저마다 독특한 개성을 지니고 있습니다.

제가 진료하면서 깨달은 한 가지는 환자의 면역 반응에 영향을 미칠 수 있는 요인이 많다는 것입니다. 여기에는 환자 자신의 고유한 생리학부터 정신 상태, 치료와 회복을 돕는 사회적 지원에 이르기까지 다양합니다.

대부분의 암 환자는 불안, 스트레스, 우울증을 많이 경험합니다. 이 모든 것이 면역 반응에 영향을 미칠 수 있습니다. 스트레스가 증가하면 종양 미세 환경에 도달하는 다양한 호르몬과 신경 전달 물질의 생성을 자극하고 종양 진행을 촉진할 수 있는 아드레날린 수용체의 활성화를 촉진합니다. 동시에 스트레스는 면역 세포의 기능에 부정적인 영향을 미치고 신체가 암과 싸우는 것을 더 어렵게 만듭니다. 예를 들어, 엥(Eng) 연구진의 논문에서는 종양에 아드레날린 수용체가 있을 수 있으며, 이는 종양의 공격성 증가와 관련이 있다고 보고했습니다. 이 연구는 스트레스에 대한 일반적인 생물학적 반응으로 방출되는 노르에피네프린이 항암 면역 반응을 억제한다고 설명합니다. 그러나 노르에피네프린은 조절 T 세포, 골수 유래 억제 세포 및 종양 관련 대식세포를 포함한 여러 면역 세포에 영향을 미쳐 항암 면역 반응을 더욱 감소시킬 수 있습니다. 엥 연구진의 연구에 따르면 만성 스트레스를 유발하는 낮은 실내 온도에서 사육된 쥐는 따뜻하고 쾌적한 온도에서 사육된 쥐보다 종양이 더 빠른 속도로 성장했습니다. 이 연구 결과는 만성 스트레스를 최소화하는 것이 항암 면역 반응에 강력하고 긍정적인 영향을 미칠 수 있음을 시사합니다.[21] 그러나 암 환자의 만성 스트레스를 줄이는 것은 쉬운 일이 아닙니다. 암 진단 자체가 엄청난 스트레스일 뿐만 아니라 암 치료과정도 마찬가지입니다.

암 면역에 대한 또 다른 연구 분야는 화학요법이 면역 반응에 미치는 영향입니다. 화학요법이 면역 반응을 향상시킬 수 있다는 일부 증거가 있지만, 화학요법이 면역 반응을 해칠 수 있다는 우려도 있습니다. 이로 인해 "화학요법 전에 면역요법을 사용해야 하는가?"라는 질문이 제기됩니다. 앞으로 몇 년 안에 이 질문에 대한 해답이 나올 것으로 생각하지만, 그때까지는 많은 사람들이 미리 시행하는 화학요법이 면역요법의 성공을 방해하는 것은 아닌지 계속 질문하고 걱정할 것입니다. 현재로서는 특정 종류의 화학요법이 향후 면역요법의 성공을 방해할 수 있는 반면, 다른 종류의 화학요법은 도움이 될 수 있는 것으로 보입니다. 요니 케이사르(Yoni Keisar)의 『종양 절제술: 전신 및 국소 항종양 면역과 기타 종양 미세 환경 상호작용에 미치는 영향』이라는 책에는 이 주제에 대한 매우 좋은 내용이 담겨 있습니다.

엥 연구진은 수술로 인한 스트레스가 면역억제를 유발하여 항암 면역 반응을 억제하고 재발 가능성을 높일 수 있다는 연구 결과를 인용합니다. 그렇기 때문에 암 치료 계획의 기본 요소로 스트레스 해소를 포함하는 것이 매우 중요합니다. 제 경험상 많은 환자들이 명상을 통해 마음을 다스리고 몸을 이완시켜 스트레스 완화에 성공했으며, 요가는 명상과 비슷한 방식으로 작용합니다. 환자의 심리적 안녕을 위한 강력한 지원 시스템을 갖추는 것도 중요하므로 환자의 가족이 암 치료 계획에 참여하는 것을 장려하고 그들이 환자의 회복과정과 치료에 매우 중요한 역할을 한다는 것을 이해해야 합니다.

수술이 스트레스를 증가시키고 항암 면역을 억제하는 효과를 고려할 때, 가능하면 냉동 절제술과 같은 덜 침습적인 시술이 좋은 대안이 될 수 있습니다. 그러나 수술이 필요한 경우 베타 차단제인 프로프라놀롤과 같은 약물로 베타 아드레날린 수용체를 억제하면 수술로 인한 스트레스를 줄이고 종양 진행을 차단할 수 있습니다. 임상 연구에 따르면 베타 차단제를 사용하여 고혈압을 치료한 암 환자는 암 치료 유형에 관계없이 생존율이 향상되었습니다. 베타 차단제의 한 가지 큰 장점은 이미 널리 사용되고 있기 때문에 오프라벨로 사용할 수 있다는 것입니다.

이러한 연구에서 알 수 있듯이 면역 반응과 면역 체계를 회피하는 암의 능력은 다양한 요인에 의해 형성된 복잡한 상호작용의 결과입니다. 암의 종류가 다양할 뿐만 아니라 각 암은 환자마다 고유하기 때문에 암의 종류에 관계없이 다른 면역 반응을 일으킬 수 있습니다. 같은 유형의 종양이라도 종양이 자라는 조직에 따라 면역 반응이 달라질 수 있기 때문에 암과 면역 체계 간의 상호작용은 더욱 복잡해집니다. 다행히도 암 치료 분야에서는 혈액 내 수백 가지 면역 관련 물질을 추적 관찰할 수 있는 기술이 빠르게 발전하고 있습니다. 이러한 발전은 개별 환자의 면역 반응을 검사하고 각 환자의 고유한 면역 반응에 따라 치료법을 수정하고 조정할 수 있게 해줄 것입니다. 이러한 기술은 향후 진정한 개인 맞춤형 의학을 실현하고 치료성과를 향상시킬 것입니다.

암과 면역 반응을 이해하는 데 있어 가장 흥미로운 기술 발전 중 하나는 컴퓨터를 사용하여 데이터를 분석하는 것입니다. 그러한 프로그램 중 하나인 IBM의 왓슨(Watson)은 암 연구의 모든 내용과 결과를 종합하여 환자의 고유한 생물학적 프로필을 바탕으로 치료 방법을 추천할 수 있습니다.[22] 이 컴퓨터 프로그램에 대한 접근성은 여전히 제한적이지만 종양학자와 많은 의사들이 보다 효과적인 치료 방법을 개발하기 위해 다양한 컴퓨터 진단 도구를 점점 더 많이 사용하고 있습니다. 또한 면역 반응은 매우 역동적이기 때문에 컴퓨터 진단 도구를 사용하면 다양한 면역 인자를 지속적으로 테스트하고 검사 결과를 비교하기 위해 수개월을 기다릴 필요 없이 즉각적인 치료 조정과 반응을 실시간으로 모니터링할 수 있습니다.

지금까지의 성과를 돌아보고 앞으로의 가능성에 대해 생각해보면 암과 면역요법에 대한 이해가 얼마나 빠르게 발전하고 있는지 놀라울

따름입니다. 현재 개발 중인 면역항암제의 수는 거의 무한대에 가까워 보이며, 그 결과 우리는 이미 대부분의 암 환자를 치료할 수 있는 충분한 면역항암제를 보유하고 있습니다.

수많은 면역항암제 중에서 각 암종이나 환자 개개인에게 적합한 면역항암제를 선택하여 최상의 항암 면역 효과를 내고 암을 완치하는 것은 어려운 일이지만, 단일 면역항암제가 그 역할을 할 수는 없습니다. 에이즈 치료에서 보았듯이 암을 효과적으로 치료하기 위해서는 여러 약물의 병용이 필수적입니다. 현재 진행 중인 암 면역 치료 연구를 통해 다양한 조합의 면역 치료제를 사용할 때 자가 면역(Autoimmunity)이 증가한다는 것을 알 수 있습니다. 그러나 면역항암제를 종양에 직접 주입하면 자가면역 반응을 줄일 수 있어 환자가 성공적인 암 치료에 필요한 면역항암제 조합을 더 쉽게 견딜 수 있습니다. 이러한 면역항암제 조합은 단일 면역항암제를 정맥 주입하여 전신에 퍼뜨리는 것과 같은 방식으로 사용하기가 어렵습니다. 예를 들어, TLR 작용제와 같은 일부 필수 면역 치료제는 전신적으로 사용할 경우 독성 면역 반응을 유발할 수 있으므로 종양에만 주사하거나 국소적으로 사용해야 합니다. 이러한 사실은 향후 암 면역 치료에서 적어도 일부에는 종양 내 주입이 포함될 것임을 시사합니다.

새로운 면역학 지식과 함께 면역항암제의 수가 증가함에 따라 한 가지 약물이 아닌 더 많은 면역 치료제 조합을 사용할 수 있게 되었습니다. 이론적으로 면역항암제 조합은 자가면역질환을 포함한 면역항암제 부작용의 위험을 감소시켜야 합니다. 표준 암 치료에서 항암제는 전신으로 전달되기 때문에 환자가 견디기 힘든 심각한 부작용을 일으킬 수 있습니다. 그러나 항암제를 종양에 직접 전달하면 신체가 다량의 항암제에 전신적으로 노출되는 것을 피할 수 있고 약물이 종양에만 집중됩니다. 또한 종양 자체에 직접 약물을 전달함으로써 필요한 약물의 양이 줄어들고 약물의 비용도 절감됩니다.

이 마지막 장을 쓰면서 여러 면역 관문 억제제의 승인이 임박했다는 사실에 고무되어 있습니다. 곧 출시될 것으로 예상되는 약제 중에는 PD-1 및 CTLA-4와 유사한 공동 억제 수용체(Co-inhibitory receptor)를 표적으로 하는 TIM-3 및 LAG-3 억제제가 있습니다. 그러나 이러한 새로운 면역항암제는 암 조직 부위에서 PD-1 및 CTLA-4 억제제와는 다른 특화된 기능을 발휘합니다.[23]

또 다른 유망한 연구 분야는 톨유사수용체(TLR) 작용제와 면역 관문 억제제의 조합입니다. TLR 작용제는 면역 체계에서 중요한 역할을 하는 단백질의 일종으로, 종양에 직접 주사하면 항암 면역 반응을 활성화하여 궁극적으로 특이적 장기 면역을 유도하는 데 도움이 됩니다. TLR 작용제는 수년 전부터 사용되어 왔지만 생식기 사마귀, 광선각화증, 기저세포암 치료를 위한 국소 크림으로 제한적으로 사용되어 왔습니다. 그러나 암 면역 치료에서 TLR 작용제의 역할에 대한 새로운 연구 덕분에 이미 종양에 직접 주사하고 냉동 절제술 및 면역 관문 억제제와 병용하는 TLR 작용제인 CpG, 이미퀴모드(Imiquimod), 레시퀴모드(Resiquimod), 가디퀴모드(Gardiquimod)를 사용하고 있습니다. 이러한 조합을 사용한 지금까지의 결과는 매우 희망적입니다. 가장 흥미로운 면역요법 병용 치료 접근법 중 하나는 레비(Levy) 박사가 스탠포드 암 백신(Stanford Cancer Vaccine) 연구에서 설명한 내용을 기반으로 한 OX40 작용제와 TLR 작용제의 병용 주입입니다. 우리는 현재 이와 동일한 방식으로 환자를 치료하고 있습니다.

저는 연구를 통해 종양 미세 환경의 면역 체계에 초점을 맞추는 것이 암과의 싸움에서 매우 중요하다는 사실을 발견했습니다. 면역 체계가 종양을 직접 공격하도록 가르치면 면역 체계는 다른 곳의 암을 계속 공격하고 암이 없을 때는 활성화되지 않습니다. 이 치료전략은 '앱스코팔 효과(Abscopal effect)'라고 불리는 전신 면역 반응을 유발합니다. Ab는 '멀리(away)'를 뜻하는 라틴어이고 scopus는 '대상(target)'을 뜻하는 라틴어이므로, '앱스코팔 효과'라는 용어는 표적 부위를 넘어서는 치료 효과를 의미합니다. 면역 체계의 이러한 앱스코팔 효과 때문에 면역요법은 좋은 항암 면역 반응을 얻기 위해 신체의 모든 종양을 표적으로 삼을 필요는 없습니다. 면역요법을 시행한 병변 외에 신체의 다른 곳에 암이 존재하더라도 암을 공격하는 방법을 학습한 면역 세포는 이를 감지할 수 있으며, 면역 치료제의 올바른 조합은 신체의 건강한 부분에 대한 공격을 최소화하면서도 항암 면역 반응을 극대화할 수 있습니다.[24] 이러한 항암 면역 반응은 신체의 모든 종양을 제거할 수 없는 진행성 암 환자의 치료에서 매우 중요한 의미를 갖습니다.

면역 치료제의 종양 내 직접 주입은 저의 주요 연구 분야이며 의료 과학자들로부터 많은 관심을 받고 있습니다. 이 치료법은 암 치료 방식을 근본적으로 변화시켜 암 치료의 주체가 종양 전문의에서 방사선 전문의로 바뀔 수 있다는 것을 의미합니다. 하지만 앞서 말했듯이 종양 전문의는 종양에 직접 약물을 주입하는 훈련을 받지 않은 반면, 방사선 전문의는 훈련을 받았습니다. 그러나 종양 전문의는 보다 효과적인 암 치료를 위해 방사선 전문의에게 이 시술을 의뢰하는 것을 주저하고 있습니다. 암에 대한 현재의 진보적인 이해를 기반으로 암 치료의 급진적인 패러다임 전환을 이끌어내려면 종양 전문의가 방사선 전문의와 협력하는 방법을 배우고 방사선 전문의가 암 치료에서 더 중요한 역할을 하기 시작한다면 굳건한 암 제국이 뿌리째 흔들리게 될 것입니다. 사실 이러한 변화는 이미 오래전부터 예고된 것이었습니다.

2002년에 환자 절제술(ablation)을 시작했을 때 저는 암이 퍼진 유방 조직에 집중했습니다. 또한 뼈, 림프절, 골반 종괴, 부신 등 당시에는 표준으로 간주되지 않았던 다른 신체 부위에도 절제술을 시행했습니다. 하지만 다른 수술과 마찬가지로 모든 암을 제거할 수 없었고, 제거하더라도 대부분 재발했습니다. 이것이 암의 특성입니다. 우리 몸에는 일반적으로 CT 스캔에서 보이는 것보다 훨씬 더 많은 암이 있으며, 미세한 암세포가 숨어 있다가 다시 활성화되기를 기다리고 있습니다. 현재의 모든 암 치료법으로도 체내의 모든 암세포를 제거할 수는 없으며, 이것이 모든 암 치료법의 근본적인 문제입니다.

그러나 면역 치료제를 종양에 직접 주입하거나 면역 치료제를 냉동 절제술과 함께 종양에 직접 주입할 경우 미세 암세포의 재발은 더 이상 극복하기 어려운 문제가 아니었습니다. 2014년 말 PD-1 억제제인 옵디보와 키트루다의 승인은 종양 내 접근법의 잃어버린 열쇠를 제공했습니다. 그 전까지는 냉동 절제술만으로는 300건 중 1건에서 백신과 유사한 앱스코팔 효과가 나타났지만, 종양 내 주입요법에 PD-1 억제제를 추가하자 훨씬 더 많은 환자에서 백신과 유사한 항암 면역 반응이 나타났습니다. 다시 말해, PD-1 억제제는 단독으로 사용했을 때 효과가 없던 다른 면역 치료제를 암 치료에 훨씬 더 효과적으로 만들었습니다. 물론 PD-1 억제제가 암의 정답은 아니며 아직 갈 길이 멀지만, 암 치료 역사상 가장 큰 폭의 환자 반응 개선을 가져온 것은 사실입니다.

새로운 암 치료법이 거의 매일 개발되고 있지만, 기존의 면역 치료제와 결합된 냉동 절제술은 많은 고형암에서 효과적인 치료법이 될 수 있다고 생각합니다. 우리는 이 접근법을 사용해 쥐를 대상으로 실험한 결과 암 완치 결과를 얻었습니다. 하지만 생쥐를 치료하는 것은 상대적으로 쉬우며, 궁극적으로는 인간을 치료하는 것이 우리가 추구하는 목표입니다. 사실 인간의 면역 체계는 생쥐의 면역 체계보다 훨씬 더 복잡하기 때문에 암을 치료하는 데는 더 많은 어려움이 있습니다.

저의 임상 경험은 면역항암제 조합인 암 절제 백신(AblationVax™)의 개발과 승인으로 이어졌습니다. 이 면역항암제 조합을 절제된 병변에 주사했고 그 결과는 인상적이었습니다. 하지만 완치율 90% 이상이라는 목표를 달성하기 위해서는 시술법을 더욱 개선해야 하며, 이를 위해 아직 승인되지 않은 다른 면역 치료제를 연구하고 있으며, 목표 달성에 가까워지고 있다고 생각합니다. 하지만 시간이 촉박하고 많은 환자가 암으로 목숨을 잃고 있기 때문에 최대한 빠른 시일 내에 완벽한 치료법을 환자들에게 제공할 수 있기를 바랍니다.[25]

안타깝게도 효과적인 새로운 면역 치료제가 FDA의 승인을 받는 데는 수년이 걸릴 수 있습니다. 지난 몇 년 동안 몇 가지 중요한 면역 치료제가 발견되었지만, 이러한 면역항암제 중 일부는 승인을 받는 데 10~15년이 걸릴 수 있다는 사실은 실망스러운 일입니다. 교토대학의 혼조 타스쿠 박사는 1992년에 PD-1 면역 관문 억제제를 처음 발견했지만, PD-1 억제제인 키트루다는 2014년이 되어서야 승인되었습니다. 우리가 사용하는 약이 안전하고 효과적인지 확인하는 것도 중요하다고 생각하지만, 5년만 더 빨리 승인되었다면 얼마나 많은 사람들이 더 많은 생명을 구할 수 있었을까를 생각하면 안타까운 마음이 들 수밖에 없습니다.

게다가 키트루다는 승인 당시에도 흑색종에 대해서만 승인되었습니다. 즉, 보험 회사는 흑색종 치료를 위한 이 약의 비용만 지원한다는 뜻입니다. 즉, 폐암이나 신장암과 같은 다른 유형의 암에 걸린 사람이 의사에게 PD-1 억제제를 사용해 달라고 요청하면 "당신의 암 유형에는 효과가 없다"는 말을 들을 가능성이 매우 높습니다. 그러나 특정 암 유형에 대해 승인되지 않았다고 해서 효과가 없다는 의미는 아닙니다. 의사가 제도권 밖에서 면역 치료를 제공하지 않아서 치료 기회를 놓치거나 적어도 수명을 몇 년 연장할 수 있는 기회를 놓친 환자가 얼마나 많을까?

냉동 절제술과 면역요법의 사용 사례도 다르지 않습니다. 일반적으로 환자들은 냉동 절제술과 면역요법을 함께 받는 대신 단일 약제 면역요법 또는 냉동 절제술을 받습니다. 하지만 냉동 절제술과 여러 면역요법을 병행하면 매년 수만, 수십만 명의 생명을 구할 수 있습니다. 안타깝게도 대부분의 의사들은 여전히 이 병용 치료전략이 효과가 있다는 것을 증명하기 위한 더 많은 연구를 기다리고 있으며, 이미 존재하는 경험적 증거를 인정하지 않고 암 치료를 위한 방법임을 인정하지 않으려 하고 있습니다. 저는 면역 치료제와 냉동 절제술의 조합이 결국 표준 면역 치료법으로 받아들여질 것이라고 확신합니다. 저는 어렸을 때 할머니가 표준 화학요법으로 고통받는 모습을 보면서 "할머니를 도울 수 있는 다른 방법이 없을까?", "우리가 모르는 무언가가 바로 우리 앞에 있는 것은 아닐까?"라고 생각했던 기억이 납니다. 그때는 몰랐지만 지금은 그 방법이 있다는 것을 알고 있습니다.

미국에서는 승인된 모든 면역항암제를 오프라벨로 사용할 수 있었지만, 병원 규정과 보험 회사의 제한으로 인해 미국 내에서 업무를 수행하는 것이 사실상 불가능했습니다. 그 결과 저와 저희 팀은 환자의 암 치료를 위한 새로운 면역항암제를 더 쉽게 구할 수 있도록 미국 이외의 지역에서 일하고 있습니다. 주로 멕시코시티에서 활발히 활동하고 있지만, 미국에서도 계속 활동할 계획입니다. 우리는 현재 미국 조지아주 애틀랜타에 사무소를 두고 있습니다.

이 책이 암 면역요법 치료의 지침서로 도움이 되기를 바랍니다. 암 환자를 치료하는 의사라면 이 주제에 대해 계속 연구하고 환자를 더 잘 치료하고 참조할 수 있는 충분한 정보를 제공했다고 생각합니다. 암 환자로서 면역 치료를 받고 있는 경우라면 면역 치료 성공 가능성을 높이기 위해 치료 프로토콜에 비피도박테리움 브레브와 비피도박테리움 롱검이 함유된 프로바이오틱스와 셀레브렉스 또는 아스피린과 같은 NSAID를 포함시키는 것을 고려해야 합니다. 또한 냉동 절제술이 가능한 치료 옵션이라면 이 시술을 고려해 보실 것을 강력히 추천합니다. 냉동 절제술은 그 자체로 면역요법 역할을 하며, 동시에 종양에 면역요법 약물을 주입하면 치료 성공률을 수십 배 높일 수 있습니다. 냉동 절제술과 다양한 면역 치료제의 조합은 치료 효과에 있어서는 단독으로 행해질 때보다 훨씬 효과적입니다.

이 책의 정보가 암과의 싸움에서 성공하는 데 도움이 되기를 바랍니다. 할머니는 자신의 죽음이 헛되지 않았다는 것을 알고 저를 내려다보며 미소 짓고 계실 거라고 믿습니다. 저는 우리가 찾던 수수께끼의 암 치료법의 퍼즐 조각이 바로 여기에 있다고 확신합니다. 이 퍼즐 조각들이 빠르게 맞춰지고 있습니다. 암을 앓고 있다면 건강한 미래를 위한 기회가 그 어느 때보다 커졌습니다. 여러분의 성공을 기원합니다.

Frequently Asked Questions
자주 묻는 질문들

나의 종양 전문의는 면역요법을 권하지 않습니다. 종양 전문의를 바꿔야 할까요?

담당 의사가 면역요법을 권장하지 않는 데에는 타당한 이유가 있을 수 있지만, 다른 의사의 의견을 구하는 것이 좋습니다. 또한 면역요법에 대한 새로운 사실이 빠르게 밝혀지고 있고 담당 의사가 이 분야의 최신 정보를 모두 가지고 있지 않을 수 있으므로 관련 질문을 통해 의사의 지식수준을 측정하는 것도 중요합니다.

면역요법을 전문으로 하는 종양 전문의를 찾으려면 어떻게 해야 합니까?

미국 임상 종양 협회 면역항암제 학회(ASCO-SITC) 웹사이트(www.sitcancer.org)에서에서 면역요법을 사용하거나 전문으로 하는 의사를 찾는 데 도움을 받을 수 있습니다.

Q A 제가 면역요법에 적합한 환자인지 어떻게 알 수 있습니까?

환자가 자신의 건강관리에 적극적으로 참여하는 것이 중요하며, 이는 암과 그 치료법에 대해 스스로 많은 연구를 해야 한다는 것을 의미합니다. 미용사보다 더 적은 시간을 함께 보내는 사람에게 암 치료를 맡기시겠습니까? 물론 그렇지는 않겠지만, 현대의 의료 환경에서는 의사에게 충분한 시간을 줄 수 없습니다. 의사에게 현명한 질문을 할 수 있도록 가능한 한 많은 정보를 준비해야 합니다. 또한 필요한 경우 의료 전문가로부터 두 번째, 세 번째 의견을 얻을 수 있어야 합니다. 해당 치료 방법이 본인에게 적합하지 않을 수도 있지만, 다양한 치료 방법에 대해 알고 있다면 본인에게 적합한 치료 방법을 선택하고 건강관리를 위해 더 나은 결정을 내릴 가능성이 높아집니다.

또한 일반적으로 의사들은 한 번도 사용해 본 적이 없는 치료법을 시도하는 것을 주저하는 경향이 있으므로 면역요법에 대해 개방적이고 경험이 많은 의사를 찾아야 합니다.

Q A 면역요법을 받을 여유가 없더라도 아스피린, 프로바이오틱스, 베이킹소다, 비아그라 같은 당신의 제안을 시도해도 될까요?

비피도박테리움 브레브와 비피도박테리움 롱검이 함유된 프로바이오틱스를 섭취해야 하며, 아스피린, 비아그라/시알리스, 베이킹소다는 의사와 상의 후 복용해야 합니다. 또한, 저는 베이킹소다보다는 종양 미세 환경의 산도(pH)에 영향을 주는 프로토닉스라는 처방약을 선호하므로, 이 약을 복용해도 되는지 의사에게 문의하시기 바랍니다. 또한, 이 책에서 설명하는 많은 오프라벨 약물과 보충제는 면역요법과는 별개로 암 치료에 도움이 됩니다.

QA 내가 암 절제 백신(AblationVaxTM) 또는 종양 내 면역요법에 적합한 후보인지 어떻게 판단합니까?

현재로서는 이러한 유형의 면역요법 치료를 받을 수 있는 환자 수가 제한되어 있습니다. 저와 같이 이런 종류의 치료에 경험이 많은 전문가가 귀하의 사례를 검토하고 귀하가 적합한 후보자인지 판단하는 것이 가장 좋습니다. 일반적으로 가장 좋은 후보는 영상 유도 하에 바늘로 접근할 수 있는 부위에 고형 종양이 있는 경우입니다. 현재 기술로는 환자의 신체에 있는 거의 모든 종양에 바늘을 삽입할 수 있기 때문에 대다수의 환자가 종양 내 면역 치료의 후보가 됩니다. 또한 기존 면역요법을 포함한 이전 화학요법에 실패한 환자도 이 새로운 치료법의 좋은 대상이 될 수 있습니다.

QA 저는 여자입니다. 남편의 비아그라를 먹어도 안전합니까?

여성이 비아그라를 복용하는 것은 안전하지만 다른 사람의 약을 복용해서는 안 됩니다. 비아그라는 다른 약과 상호작용하여 혈압을 낮출 수 있습니다. 의사가 병력 및 복용 중인 약을 검토한 후 약을 처방해야 합니다.

QA 면역요법은 어린이에게 안전합니까?

면역요법은 어린이에게 안전합니다. 실제로 여보이(Yervoy)는 최근 소아 흑색종에 대한 승인을 받았으며, 조만간 더 많은 소아 면역요법이 승인될 것으로 기대합니다. 현재 소아를 대상으로 한 많은 면역요법에 대한 임상시험이 성공적으로 진행되고 있습니다.

QA 당신과 상담을 예약할 수 있나요?

예, 가능합니다. 저희 웹사이트 www.WilliamsCancerInstitute.com에 연락처 정보가 있습니다. 저희 클리닉 사이트는 빠르게 성장하고 있으며 미국과 여러 라틴 아메리카 국가의 환자들과 상담하고 치료를 진행하고 있습니다.

QA 면역요법의 부작용은 무엇입니까?

면역요법은 신체가 암과 싸우는 동안 피로를 유발할 수 있습니다. 이러한 피로는 몇 주에서 몇 달 동안 지속될 수 있습니다. 면역요법의 또 다른 문제는 자가면역 문제를 일으킬 수 있다는 것입니다. 피부 발진이 가장 흔하며 일반적으로 국소 스테로이드 연고에 잘 반응합니다. 자가면역 반응은 갑상선, 폐, 간을 포함한 여러 부위에서 관찰됩니다. 이러한 반응은 스테로이드로 치료할 수 있으며, 연구에 따르면 스테로이드 사용은 면역요법의 효과를 감소시키지 않는 것으로 나타났습니다. 따라서 의사는 면역요법의 부작용을 이해하고, 환자를 면밀히 관찰하며, 부작용이 발생했을 때 즉시 치료하는 것이 매우 중요합니다.

간과 갑상선을 모니터링하는 것 외에도 환자가 호흡 곤란을 겪는다면 즉시 의사에게 폐의 자가면역 염증(자가면역 폐렴)을 확인해야 합니다. 이 부작용은 드물지만 치료가 필요한 매우 심각한 문제입니다. 이러한 부작용은 약간 두려울 수 있지만, 환자들은 일반적으로 면역요법을 잘 받아들이고 다른 암 치료법보다 더 만족합니다. 또한 면역요법은 탈모와 같은 화학요법에서 흔히 발생하는 독성 부작용과 관련이 없다는 점도 주목할 가치가 있습니다.

Q A 백혈병이 있습니다. 면역요법이 도움이 될까요?

백혈병과 같은 혈액암의 경우, 유전자 조작 버전의 환자 T세포를 사용하는 키메라 항원 수용체 T세포(CAR-T) 면역요법이 존재합니다. 최근 몇 년 사이에 여러 가지 관련 치료법이 승인되었습니다.

Q A 종양 전문의나 다른 암 전문의를 선택할 때 고려할 점이 있나요?

암 환자에게 가장 중요한 것은 의사의 권고를 맹목적으로 따르지 않고 스스로 치료를 관리하는 것입니다. 자신의 암 치료 문제에 대해 스스로 조사해 보시기 바랍니다. 의사가 어떤 치료법을 제안하면 그 결과가 어떨지 정말 알고 싶어야 합니다. 대부분의 환자는 화학요법과 같은 치료가 생존 기간을 몇 달밖에 늘리지 못한다는 사실을 처음 알게 되면 충격을 받습니다. 의사가 당신의 암 치료에 대해 생각하는 시간은 불과 몇 분에 불과합니다. 이는 의사의 잘못이 아니라 의사 한 명이 수많은 환자를 진료해야 하는 의료 시스템의 구조적인 문제입니다. 의사는 한 명의 암 환자에게 많은 시간을 할애할 수 없으며, 의사가 알지 못하는 암에 대한 새로운 정보가 끊임없이 쏟아져 나옵니다. 따라서 양질의 연구를 통한 치료 제안을 경청할 수 있는 의사를 찾아야 합니다. 물론 양질의 과학적 실험을 기반으로 한 정보 또한 찾아야 합니다. 많은 암 정보가 있지만 이를 뒷받침할 수 있는 실제 과학적 증거가 있는지 확인해야 합니다. 또한 귀하를 치료할 의사는 보충제와 오프라벨 약물에 대해 개방적이어야 합니다. 즉, 보충제나 오프라벨 약물을 사용하는 암 치료법에 대해 알지 못하고 이해하지 못한다고 해서 그것이 쓸모 없다는 의미는 아니라는 것을 인식하고 과학적 정보를 살펴보고 다른 방법을 기꺼이 고려할 수 있어야 합니다. 치료를 도와줄 의사를 만나러 갈 때 염두에 두고 있는 아이디어를 아주 간결하게 요약하거나 이 책을 가져가십시오. 많은 연구 논문을 가져가는 것은 좋은 생각이 아니며, 정말 중요하다고 생각되는 몇 가지 요약이나 요약본이면 충분합니다. 의사가 여러분을 진찰하는 데는 몇 분밖에 주어지지 않으므로 너무 방대한 정보는 무시될 수 있다는 점을 명심하세요. 의사가 귀하의 제안에 긍정적으로 반응하면 의사와 함께 암 치료를 시작할 수 있습니다. 그렇지 않다면, 여러분과 소통할 수 있는 의사를 계속 찾고 싶어질 것입니다. 종양 전문의가 여러분의 메시지를 이해하고 더 잘 받아들이기를 원한다면, 여러분이 스스로 나서야 합니다.

면역요법에 대한 자세한 정보는 어디서 찾을 수 있습니까?

제 웹사이트와 블로그에 추가 정보를 게시하고 있습니다.

- www.WilliamsCancerInstitute.com

최신 정보는 다음에서 확인할 수 있습니다.

- 트위터: @jasonwilliamsmd
- 인스타그램: @immunotherapyforcancer 및 @immunotherapy_revolution_book
- 페이스북: @cryoimmunotherapy
- 미국 임상 종양 협회 면역항암제 학회(ASCO-SITC) 웹사이트인 www.sitcancer.org 에서도 양질의 정보를 얻을 수 있습니다.

Resources

종양 간호 학회(Oncology Nursing Society)는 면역요법 토론을 주최합니다.

www.communities.ons.org/communities/community-home?CommunityKey=dc258d3d-a23d-41a6-8799-5c9f1dbbbe27

면역요법 재단(The Immunotherapy Foundation)은 면역요법 연구에 자금을 지원하는 비영리 단체입니다. 또한 사이트에 최근 연구결과를 게시합니다.

www.TheImmunoTherapyFoundation.org/news-and resources

캔서 케어(CancerCare)는 암 환자에게 상담, 지원 및 재정적 지원을 제공합니다. 아래는 면역요법과 관련된 팟캐스트 링크입니다.

www.cancercare.org/tagged/immunotherapy

미국 면역항암학회(SITC) 웹사이트는 앞서 말한 바와 같이 훌륭한 자료 공급원입니다.

www.sitcancer.org.

종양 절제술(Ablation)에 대한 보다 심층적인 이해를 위해 요니 케이사르(Yoni Keisar)가 저술한 책 『종양 절제술: 전신 및 국소 항종양 면역에 미치는 효과와 기타 종양미세환경 상호작용에 미치는 영향』을 추천합니다. 특히, 종양 전문의들에게 추천합니다.

Acknowledgements
감사의 글

이 책과 제 커리어를 가능하게 해준 많은 분께 감사드립니다.

무엇보다도 부모님인 짐과 로이스에게 감사의 말씀을 전하고 싶습니다. 안타깝게도 아버지는 이 책을 집필하는 동안 돌아가셨지만, 훌륭한 조언을 해주셨고 이 책이 더 나은 방향으로 나아갈 수 있도록 도와주셨습니다. 어머니 로이즈는 항상 아들이 바라는 최고의 어머니였습니다. 부모님의 사랑과 지원, 끝없는 믿음이 지금의 저를 만들었습니다.

내 아이들 라이언, 블레이크, 캐롤린에게;

암과의 전쟁으로 인해 자리를 비운 동안 가족들이 이해해주고 희생해줘서 정말 고마운 마음입니다. 이 책이 정말 자랑스러울 것 같습니다. 나도 너희들이 정말 자랑스럽다.

내 아내 스테파냐에게;

당신은 내 인생의 전부이자 가장 친한 친구입니다. 당신의 무조건적인 사랑과 지지는 이 끔찍한 질병을 없애기 위한 긴 여정을 계속하는 내 삶에 큰 기쁨과 위로를 주었다. 당신이 없었다면 이 여정은 매우 길고 외로웠을 겁니다.

앵지 홀더(Angie Holder)와 애슐리 윌리스(Ashley Willis)에게;

항상 제 곁에서 힘을 주고 또 하나의 가족이 되어주셔서 감사합니다. 여러분의 도움과 지원이 없었다면 이 작업을 완수하는 것은 불가능했을 것입니다.

친구이자 동료인 마크 로젠버그(Mark Rosenberg) 박사님에게;

암 치료에 대한 장시간의 대화와 제 작업에 대한 변함없는 믿음에 감사드립니다.

카를로스 바르가스(Carlos Vargas) 박사와 에두아르도 코르테스(Eduardo Cortes)에게;

환자에게 최상의 치료를 제공하는 데 도움을 주셔서 감사합니다.

친구이자 동료인 드와이트 맥키(Dwight McKee) 박사님에게;

오랜 시간 동안 함께 나눈 지혜 덕분에 제가 올바른 길로 나아갈 수 있었습니다.

나의 좋은 친구, 롭 리스먼(Rob Risman)에게;

항상 저를 믿어주고 좋은 친구가 되어주셔서 감사합니다. 케이스 웨스턴 리저브 대학교에서 제 연구를 지원해 주신 가족에게도 감사를 표하고 싶습니다.

케이스 웨스턴 리저브 대학(Case Western Reserve University)의 알렉스 하웅(Alex Haung) 박사님에게;

이 책에 관심을 가져주시고 환자 치료의 발전을 위해 연구를 공유해 주셔서 감사합니다.

미국 면역항암학회(SITC)의 연구진들에게;

이 책은 여러분과 같은 거인들과 어깨 위에서 만든 결과물입니다. 여러분은 실험실이라는 암 정복의 최전선에서 묵묵히 연구하는 암 연구의 진정한 영웅입니다.

패트릭 세웰(Patrick Sewell) 박사님에게;

제 초기 연구 방향을 설정하는 데 도움이 된 절제술에 대한 혁신적이고 선구적인 아이디어에 감사드립니다. 앞으로도 우리의 협력과 우정이 계속되기를 바랍니다.

클라우디아 살레르노(Claudia Salerno)에게;

이 책을 출간할 수 있도록 도와주신 모든 분의 노고와 헌신에 감사드립니다. 여러분의 비전과 아이디어는 마치 '신선한 공기'와 같았습니다.

이 책을 나의 할머니, 에피 젠킨스 매킨타이어(Effie Jenkins McIntyre)에게 바치고 싶습니다. 저는 여전히 암 환자들에게서 할머니의 모습을 볼 수 있습니다. 할머니는 항상 제 마음속에 계시며 제가 암 연구를 계속할 수 있도록 동기를 부여합니다. 나는 할머니 당신을 구하지 못했지만, 이 비참한 질병으로부터 다른 사람들을 구하기 위해 내가 한 모든 일을 매우 자랑스럽게 생각하실 것입니다.

마지막으로 과거, 현재, 미래의 모든 환자분들께 감사드립니다. 저는 여러분으로부터 많은 것을 배우고 있습니다. 제가 하는 일이 여러분에게 조금이라도 도움이 되었으면 좋겠습니다. 여러분의 가족이 이 무서운 질병으로 사랑하는 사람을 잃는 아픔을 겪지 않기를 바랍니다. 그리고 암 없이 오래오래 건강하고 행복하길 바랍니다.

제이슨 R. 윌리엄스(JASON R. WILLIAMS)

About the Author
저자 소개

제이슨 R. 윌리엄스 박사는 의학박사, 방사선 전문의, 영상 유도 암 전문의, 암 연구자 및 교수입니다. 그는 종양 내 면역 치료를 전문으로 하는 면역 치료의 선구자 중 한 명입니다. 그는 세계 최초로 종양 절제술을 시행하고 특정 면역 치료 약물 조합을 종양에 직접 주입하는 방법을 도입했습니다. 이를 통해 그는 절제 과정 자체를 면역 반응을 유발하는 면역 치료제로 사용하는 방법을 개척했습니다. 그 이후로 그는 절제 및 냉동절제 치료 분야에서 수천 건의 시술을 수행했으며, 그 중 상당수는 암 환자를 대상으로 한 최초의 시술이었습니다.

윌리엄스 박사는 윌리엄스 암 연구소의 중재 종양학 및 면역 치료 책임자로서 종양 내 면역 치료의 사용을 발전시키고 있습니다. 또한 오하이오주 클리블랜드에 위치한 케이스 웨스턴 리저브 대학교의 겸임 교수로 재직하며 면역 치료 분야의 첨단 연구를 발전시키는 데 기여하고 있습니다. 또한 거의 모든 암 유형에 대한 영상 유도를 이용한 종양 내 주입 면역요법과 다양한 면역요법 약물의 조합을 이용한 개인 연구에도 활발히 참여하고 있습니다. 그는 현재 조지아주 애틀랜타와 멕시코시티에서 진료를 하고 있습니다. 윌리엄스 박사와 그의 클리닉에 대해 자세히 알아보려면 다음을 방문하십시오.

www.WilliamsCancerInstitute.com

윌리엄스 박사는 이 책의 판매 수익금 전액을 종양 내 면역 치료에 대한 추가 연구와 도움이 필요한 환자를 돕기 위해 기부하고 있습니다. 이 책의 대량 구매에 관심이 있으시면 아래 웹사이트를 통해 윌리엄스 박사에게 직접 문의하시기 바랍니다.

www.ImmunotherapyRevolution.com

www.WilliamsCancerInstitute.com

Endnotes

1 https://www.cancer.gov/about-cancer/understanding/ statistics

2 Den Brok, Martijn H.M.G.M., et al. (2006) "Synergy between *in situ* cryoblation and TLRN stimulation results in a highly effective *In vivo* dendritic cell vaccine," Cancer Research 66:14:7285-7292.

3 Marabelle, Aurélien, Holbrook Kohrt, and Ronald Levy, (2013) Department of Medicine, Division of Oncology, Stanford University, "Intratumoral Anti-CTLA-4 Therapy: Enhancing Efficacy While Avoiding Toxicity,"*Clin Cancer Res*. 19(19): October 1. doi:10.1158/1078-0432. CCR-13-1923.

4 Ibid.

5 Vétizou, Marie, et al. (2015) "Anti-cancer immunotherapy by CTLA-4 blockade relies on the gut microbiota," *Science* 350:6264:1079-1084, November 27.

6 Kubo, Isao, et al. (1993) "Antitumor agents from the cashew *(Anacardiumoccidentale)* apple juice," *Journal of Agricultural and Food Chemistry*, 41(6):1012-1015).

7 Hollands, Andrew, et al. (2016) "Natural Product Anacardic Acid from Cashew Nut Shells Stimulates Neutrophil Extracellular Trap Production and Bactericidal Activity," Journal of Biological Chemistry, available on-line at: http://www.jbc.org/cgi/doi/10.1074/jbc. M115.695866

8 Frankel, Arthur E., et al. (2017) "Metagenomic Shotgun Sequencing to identify specific human gut microbes associated with immune checkpoint therapy efficacy in melanoma patients," Poster presentation at the *American Society of Clinical Oncology*, Chicago, Illinois, June 3. Forthcoming in *J Clin Oncol* 35, 2017.

9 Hawk ET, Viner JL, Umar A, et al. (2003) "Cancer and the cyclooxygenase enzyme: Implications for treatment and prevention," *Am J Cancer* 2003; 2:27–55.

10 Nakanishi, Y., et al. (2011) "COX-2 inhibition alters the phenotype of tumor-associated macrophages from M2 to M1 in ApcMin/1 mouse polyps," *Carcinogenesis* 32:9:1333–1339.

11 Hennequart, M., et al. (2017) Constitutive IDO1 expression in human tumors is driven by cyclooxygenase-2 and mediates intrinsic immune resistance. *Cancer Immunology Research* DOI: 10.1158/2326-6066.CIR-16-0400 (2017); Science Daily press release.

12 Yi, Yongkui, et al. (2016) *Oncoimmunology* 5:2: e1074374-4.

13 Forget, P., et al. (2014) "Intraoperative use of ketorolac or diclofenac is associated with improved disease-free survival and overall survival in conservative breast cancer surgery," *British Journal of Anaesthesia* 113(S1): i82–i87. Endnotes 201

14 Nakanishi, Y., et al. (2011) "COX-2 inhibition alters the phenotype of tumor-associated macrophages from M2 to M1 in ApcMin/1 mouse polyps," *Carcinogenesis* 32:9:1333–1339.

15 Weatherall, M. W., et al. (2010) "Intravenous aspirin (lysine acetylsalicylate) in the inpatient management of headache,"*American Academy of Neurology*, 75:12:1098- 1103.

16 Barreira da Silva, et al. (2015) "Dipeptidylpeptidase 4 inhibition enhances lymphocyte trafficking, improving both naturally occurring tumor immunity and immunotherapy," *Nature Immunology*, 16:850-858.

17 Serafini, Paolo, et al. (2006) JEM © The Rockefeller University Press 203:12: 2691–2702, November 27. www.jem.org/cgi/doi/10.1084/jem.20061104.

18 Brand, A., et al. (2016) *Cell Metabolism* 24:657–671, November 8, 2016. Elsevier Inc.

19 Pilon-Thomas, S., et al. (2015) "Neutralization of Tumor Acidity Improves Antitumor Responses to Immunotherapy," *Cancer Research*; 76:6:1381-1390, March 15, 2016.

20 Vishvakarma, N. (2010) "Immunopotentiating effect of proton pump inhibitor Pantoprazole in a lymphomabearing murine host: implication in antitumor activation of tumor-associated macrophages," *Immunology Letters* 134:83-92.

21 Eng, Jason W., et al. (2014) "A Nervous Tumor Microenvironment: The Impact of Adrenergic Stress on Cancer Cells, Immunosuppression, and Immunotherapeutic Response," *Cancer ImmunolImmunother*.2014 November 63(11): 1115-1128. the immunotherapy revolution 202

22 https://www.mskcc.org/about/innovative-collabora tions/watson-oncology

23 Anderson, A.C., N. Joller and V.K. Kuchroo (2016) "Lag-3, Tim-3, and TIGIT: Co-inhibitory Receptors with Specialized Functions in Immune Regulation," *Immunity*, 2016 May 17;44(5):989-1004. doi: 10.1016/j. immuni.2016.05.001.

24 Cross, Ryan. c&en, Vol 96 Issue 9 pp. 24-26, Feb 26, 2018; "STING fever is sweeping through the cancer immunotherapy world."

25 Wang, et al. Front Pharmacolgy, 2018, Mar 5; "Combining Immunotherapy and Radiotherapy for Cancer Treatment: Current Challenges and Future Directions."